生きる

LIFE IS BEAUTIFUL

深田萌絵
Moe Fukada

倉田真由美
Mayumi Kurata

森永卓郎
Takuro Morinaga

かや書房

まえがき

今回、対談させていただいた深田萌絵さん、そして倉田真由美さんは、私が最も好きなタイプの女性だ。もちろん、恋愛対象として好きということではなく、もっと深いところで、人間として好きなのだ。理由は二つある。

第一に、本質を見極めるするどい眼力だ。深田さんが当初から喝破《かっぱ》していたTSMC誘致など半導体ブームの欺瞞や倉田さんが批判し続けてきた日本のコロナ対策など、普通の評論家が決して触れない真実をあぶり出す洞察力にとても優れているのだ。

第二は、自分自身のスタンスを誰にも忖度せず、堂々と主張していることだ。しかも、スタンスがぶれることがない。だから､大手メディアからはしばしば干されている。ただ、それで、ひるむことは、けっしてないのだ。

だから、この二人とだったら、神羅万象、あらゆることで中身のある議論ができると思うのだが、本書のテーマは、「生きること、死ぬこと」だ。死生観と言ってもよい。本来、非常に重いテーマなのだが、深田さん、倉田さんと話していると、深刻にならない。何か近所の人と井戸端会議をしているような雰囲気になるのだ。

ただ、そのことは、議論が死生観の本質から外れていることを意味しない。ライトな会話のなかに、生きること、死ぬことの意味がぎっしりと詰まっていると、私は考えている。だから本書は、とても読みやすい、哲学であり、医療論、宗教論、経済論、社会論にもなっていると、手前味噌かもしれないが、考えているのだ。

だから、本書はガンに罹患している人だけでなく、私たちはなぜこの世に生まれ、なぜこの世を去っていくのか悩んでいるすべての人に読んでほしい。そして、その人たちに現世を生きる希望を与えたり、新たな発想を生み出す嚆矢《こうし》になってくれれば、著者として本望だと思う。その思いは、深田さんや倉田さんも、おそらく同じだと信じている。

さあ、井戸端会議を始めましょう。

森永卓郎

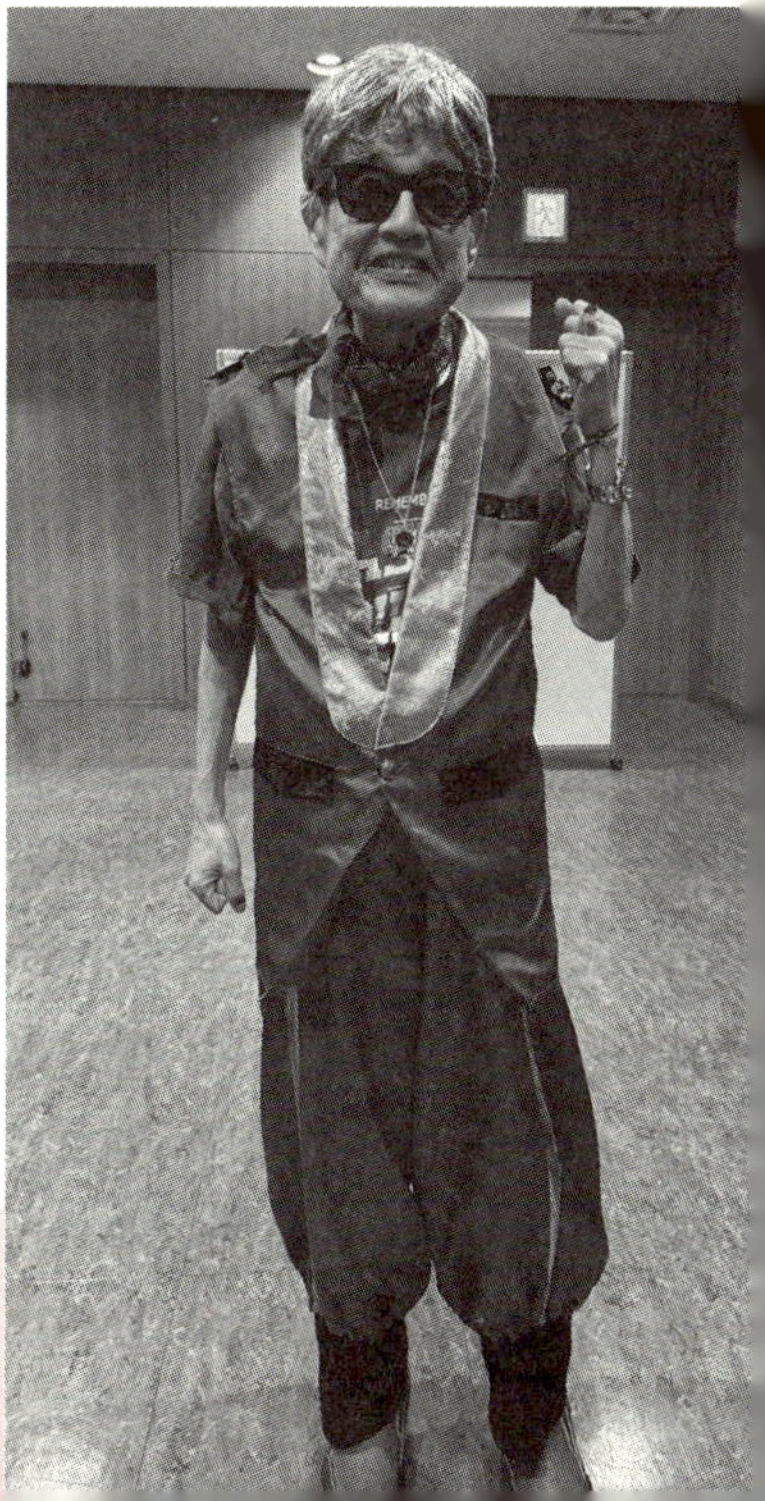
「浜松町ハーベストフェスタ～浜祭～ 2024」で
高橋真梨子「ごめんね」を熱唱した森永卓郎

まえがき

「森永卓郎さんと一緒に、うちの番組に出ませんか」

　深田萌絵さんから提案をいただいた時、

「ぜひ」

　と即座に引き受けました。

　森永さんと初めてお会いしたのはもう二十年近く前です。とある女性誌で、森永さんと私、もう一人大学教授のSさんと三人の鼎談《ていだん》でした。当時の森永さんは既にテレビにラジオに引っ張りだこの売れっ子経済アナリストでしたがまったく驕り高ぶることなく、庶民派目線で今と同じ親しみやすい人でした。その後ラジオのレギュラーで毎週一度はお会いしたりと、何かとご縁が続いていました。

「森永卓郎、すい臓がんに」

　このニュースを見た時は存命していた夫と同じ病気ということもあり、本当にショックでした。電話やメールではやり取りできましたが直接お会いすることが叶わず、図々しく食事やお茶に誘うことも躊躇《ためら》われ、ずっと悶々としていました。

「もうお目にかかる機会はないのかな」と諦めかけていた折に、深田さんからのご提案。渡りに船と快諾しました。

実は深田さんとも、昔『だめんず・うぉ～か～』（扶桑社）を描いていた時にお会いしています。ダメ男話を提供していただき、漫画のキャラクターとして登場してもらいました。その後なかなかお会いするチャンスはなかったのですが、最近はランチに行ったり飲みに行ったりと、女友だちとして縁が復活しています。

森永さんも深田さんも、私にとって縁を続ける上で大事な性質をもっています。

正直であること。

悪意がないこと。

この二つは、人間関係を継続するための大切な要素です。どちらか一方でも欠けていると、長く付き合うのは無理です。でも二人は両方持っている。だから三人での収録は楽しいし、何度でも集まりたいと思えます。

好きな人たちと思い思いの話をして、それが一冊の本にまとまるなんて嬉しいことです。決して軽い内容ではないけど、明るく遠慮なく話せていること、きっと文字からも伝わると思います。

倉田真由美

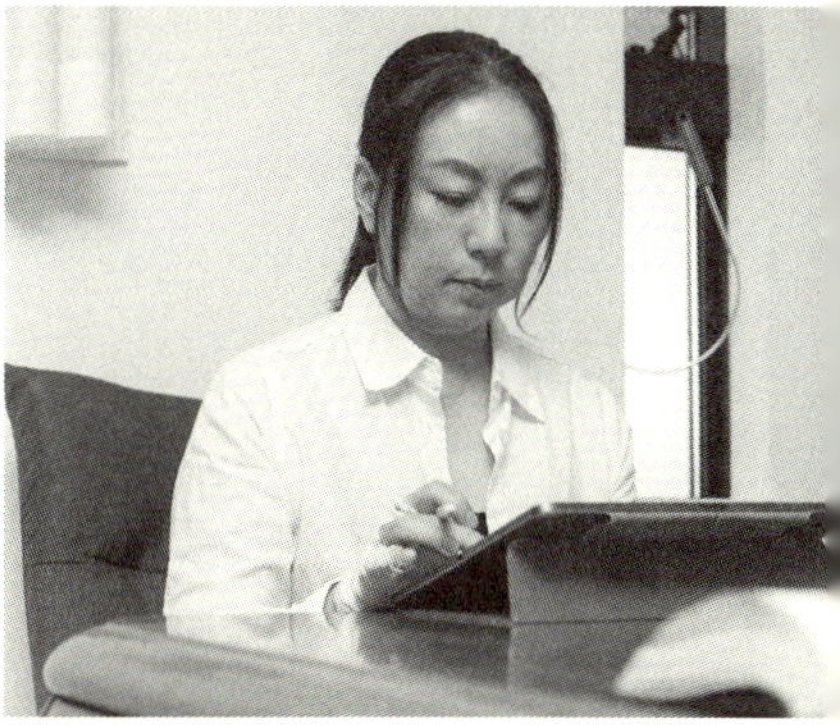

座椅子で漫画を描く倉田真由美

生きる

LIFE IS BEAUTIFUL

目次

カバー写真
森永卓郎●提供／産経新聞社
深田萌絵●小粥文晴
倉田真由美●岩本幸太

第1章

僕は戦って死にます

2024年
9月16日

ガンと戦う森永卓郎

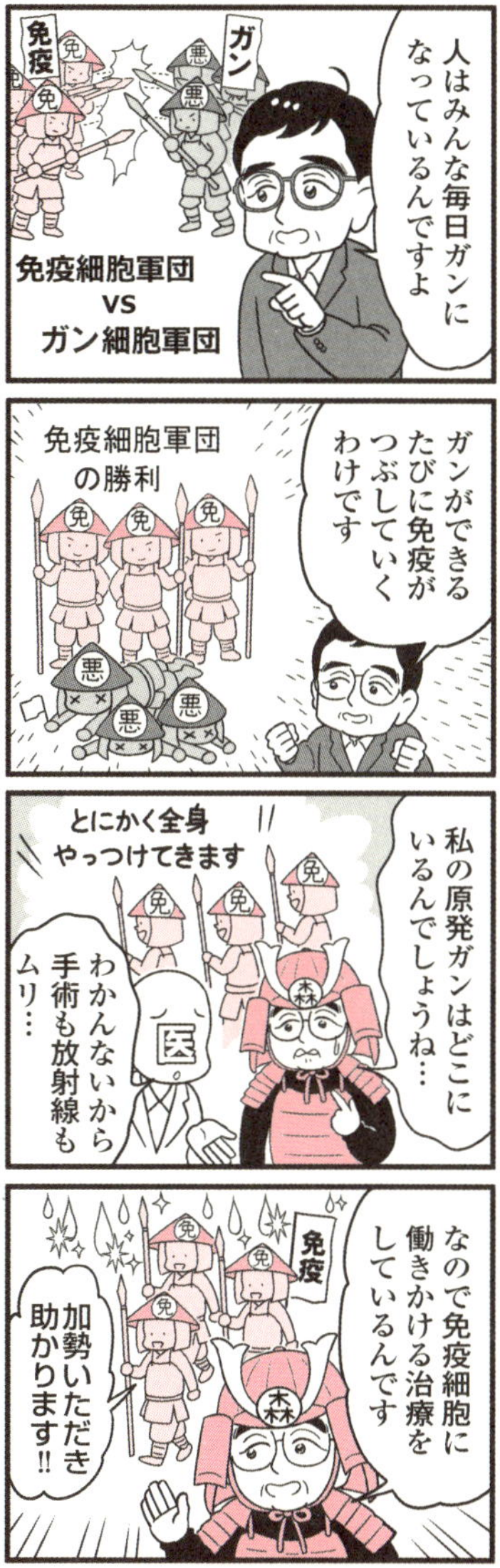
人はみんな毎日ガンになっているんですよ
免疫
ガン
免疫細胞軍団
vs
ガン細胞軍団
ガンができるたびに免疫がつぶしていくわけです
免疫細胞軍団の勝利
私の原発ガンはどこにいるんでしょうね…
わかんないから手術も放射線もムリ…
とにかく全身やっつけてきます
なので免疫細胞に働きかける治療をしているんです
免疫
加勢いただき助かります!!

ガン発覚から余命宣告

森永　すいません、薬飲むの忘れましたので、薬を飲みます（番組収録中）。
深田　ガンの薬ですか！　どうぞ。どうぞ。
森永　適宜進めておいてください（薬を飲む）。
深田　ガン患者で、余命宣告を受けた森永卓郎先生と、ガン闘病でご主人を亡くされた倉田真由美さんに、ガン闘病のリアルを語っていただきたいです。
倉田　（いきなり泣き出す）ごめんなさい。森永さんに久しぶりにお会いして、夫と重なってしまって。
深田　もらい泣きしそう。
倉田　森永さんがお元気そうで良かった。すごいお元気そうなんだもん、びっくりした。
森永　旦那さんが亡くなって、ちょっと心配してたんですよ。くらたまさんはすごく情が深い人なんで「引きずっちゃうんだろうな」と思っていたんですが、なんとか立ち直った。

倉田　自分でもここまで引っ張るとはなかなか思っていなかったです。
深田　涙の分だけ、素晴らしいパートナーに恵まれてお幸せだったということですね。
森永　新潮社執行役員で情報番組のコメンテーターでもある中瀬ゆかりさん（事実婚であった夫で作家の白川道氏が2015年4月16日に亡くなった）は三回忌まで引きずったと言っていましたから。
倉田　そうなの、長いな。
深田　余程いいご主人じゃないとそうはならないですよね。
倉田　いいというか相性が合ってるということですね。森永さんとは、私はずっと仕事でご一緒していた時期がありますよね。一緒にコントとかもやりました、覚えてますか？
森永　そう、文化放送の「浜松町ハーベストフェスタ-浜祭」というイベントで、増上寺のステージで漫才を披露しました。
深田　なんですかそれ？
森永　森永卓郎と倉田真由美で「もりたま学園」というユニットをつくっていたんです。エロネタだけの漫才をやったんです。
深田　エロネタだけの漫才ですか。

森永　「これでM-1に行こう」と言ったら、くらたまさんが「やっぱ嫌だ」と。

倉田　いや、さすがに漫才は難しそうだったので、とてもM-1なんか……でも楽しかった。

深田　いいですね。エロネタ漫才。次の『政経プラットフォーム』の「モリタク・くらたまスペシャル」でぜひお願いしたいなと思うんですけれど。

倉田　でも森永さんは本当にめっちゃ元気。伺っていたような腹水の大きさでもないし……。

深田　でも4月に初めてこの番組にお越しになったときはものすごく膨らんでいました。

森永　（手で示す）このくらいだったんです。

倉田　去年の12月に10リットルあると言っていましたね。

森永　そう、そう、そう、10リットルでは済まなかったかなと思います。お医者さんが言うには腹水がどんどん減ってきているというのは、極めてレアなケースで、このような例はほとんどないということです

倉田　12月には抗ガン剤でもう死にかけたみたいな感じだったし、「すぐにでもどうかなっちゃうんじゃないか」みたいに思っていました。しかも医者に「桜は見れません」というふうに宣告されたと聞いていたのに、桜を見れないどころか、夏も越して……。

森永　そう、去年の12月27日に抗ガン剤を打って、これが合わなくて、12月の28、29日にはもう生まれて初めて「１００％死ぬだろうな」と思っていました。

深田　ご自身でも「自分は、長くない」という自覚がありましたか。

森永　そうなんです。もともとは定期的に通っていた糖尿病の検査で、２０２３年11月に主治医から、「人間ドックを受けたほうがいい」と言われ受診することになったんです。食欲が以前の半分ほどまで落ち、体重が通常より5キログラムも減っていました。

私は忙しすぎるから過労かなと思っていたのです。ところが人間ドックの後、ＣＴ検査の結果を見ながら医師から言われたのが、有名になってしまった言葉「来春の桜が咲くのを見ることはできないと思いますよ」でした。

肝動脈の周りにガンのモヤモヤとした影が映って、「ガンから転移してきた、浸潤《しんじゅん》した部分だ」と言われて、生体検査をしたらやっぱり腺ガン（上皮性の悪性腫瘍の一つ）が検出されたので、ＰＥＴ検査をしました。ガン細胞が集まっているところが光って見えて、どこに原発があるかというのがわかるんです。私の場合は、光ったのは胃とすい臓だけだったんです。

ところが胃はもう徹底的にあらゆる組織を取って検査して、ガンに関しては全く問題がなかったんです。すい臓は造影ＣＴを撮ってもきれいで、超音波内視鏡で見ても病変は一切なかったんですけれど、ただ「２カ所のうち、胃はとことん検査をして問題がないんだから、ガンはすい臓にあるとしか考えられないな」という診断になりました。すい臓ガンのステージ４と言われました。

倉田　最初はそうおっしゃってましたものね。

深田　すい臓ガンは、発見時点で余命数カ月と言われていますよね。一般的にすい臓ガンは、初期の段階では自覚症状が出にくく、検査による早期発見も困難で、転移のスピードが速い。だから、見つかったときにはかなり進行しているケースが多いと聞きます。

森永　全国を飛び回って、朝から晩までフルで働いていたし、食事もモリモリ食べていた。すい臓ガンに反応する腫瘍マーカーも上がっていませんでした。もともと疑り深い性格ですし、その医者の言葉が信じられなかったのでガン治療の名医と言われる医者に、セカンドオピニオン、サードオピニオンを取りに行ったんですよ。画像診断において日本の超一流の医者３人が全く同じ意見――「２カ所のうち、胃は問題がないんだから、すい臓ガンしかないな」――を言ったんです。

深田　超一流の医者は、お値段も超一流ですか？

森永　いや……。
深田　お値段は普通ですか？
森永　東京の病院だったので、私が住んでいる地域と比較すると、2倍ぐらいはするんですが、検査だからそんなには取られませんでした。
深田　なるほど。

抗ガン剤が合わなくて死が見えた

森永　結局「3人同じことを言うんだったら、おそらくその通りなんだろう」と、覚悟を決めました。余生を静かに過ごす手もあったんですけれど、ガンと闘うという決意をしました。抗ガン剤を打つことに決めました。
　抗ガン剤をはじめて打った日は、普通にラジオをやって、ラジオが終わってから電車で家の近くの病院に行き、アブラキサンとゲムシタビンというすい臓ガン用の抗ガン剤を打ったんです。ところが打った翌日には、〝しゃべれない、食事もできない、水も飲めない、それから立っていられない、考えることもできない〟という状態になった。本当に苦しんだのは、そこから2日間かな。食べたものがいちご数粒だったそうです。

深田 かなり危ない薬だったんじゃないですか。

倉田 でも抗ガン剤は、そういうものだから。

深田 そういうものなの？

倉田 抗ガン剤は体のダメージが半端ないんですよ。

森永 もちろん抗ガン剤の影響は人によって大きく異なりますが、私は、たった1回打っただけで死にかけたんですよ。

深田 1回打っただけでそんなになっちゃうんですか？

森永 1回打っただけでもう完全に髪の毛がなくなりましたし、これはもう駄目だなって思うぐらいひどい状態になりました。三途の川がはっきりと見え、死を意識しました。

倉田 そのすぐあとぐらいに電話でお話ししました。森永さんは、もう本当に死にそうな感じで。まだうちの夫が存命だったんで、「これはうちの夫よりも、もしかして悪くなっているんじゃないか」と思ったぐらいでした。

くらたまの夫の場合は？

深田　ご主人はどうやってガンが見つかったんですか。

倉田　うちは黄疸が出たんです。

深田　顔が黄色くなっちゃったんですか。

倉田　そう、黄疸が出たのが、2022年の初夏ぐらいでした。最初、1軒目の病院では「胃炎です」と言われたの。

深田　胃炎で黄色くならないですよね。

倉田　そうでしょ。でも「こんなに黄色いのがもしも黄疸だったら死んでいる色ですから、黄疸ではないですね」と言われたの。

深田　えーっ⁉　「死んでいる色」と言われたんですか。

倉田　そう、だから「黄疸じゃない」と言われて、かなり大きな病院の消化器内科なのに、そのときは血液検査もしていないんです。

深田　検査すらしないなんて！

倉田　でも、「絶対これ黄疸だ」と、もうわかるぐらい真っ黄色だったんです。目の白い部分も真っ黄色だったし。

深田　「なぜ黄色いんですか？」という疑問には、医者は何にも答えてくれなかったんですか？

倉田　そう、答えてくれない。でも夫は、「ほらね、大丈夫だったでしょ」という感じの人だから。「いや、でも絶対に黄疸だ」と私は思って、２軒目の病院に行ったの。２軒目ではさすがに黄疸だということがわかったの。血液検査をすると、ビリルビンの値（肝臓の機能に異常がないかどうかを調べる検査のひとつ）がむちゃくちゃ高くて、でも原因はわからない。

胆管が詰まっていて体を巡っているからそんな状態になってるのだけれど、原因がわからない。「A型肝炎やB型肝炎かもしれないし、胆石かもしれないし、全部調べますね」と言って調べて、でも結局「うちではわかりませんでした、肝炎ではなかったです」と。そのすぐあとに、夫が電車に乗っている間に倒れて、慌てて大きな国立病院に行って、そこでやっと「すい臓に怪しい影がある」と言われたんです。

深田　3つも病院を回ったのに、倒れた後にすい臓ガンだとわかったんですか。

倉田　その後検査入院して、さらにちゃんとわかりました。

森永　それは造影CT（造影剤を注入して、より鮮明に体内の様子を見る検査）でわかったの？　超音波内視鏡（特殊な胃カメラを使った超音波検査で、すい臓や胆管、胆のうなどをお腹の中から調べる）でわかったの？

倉田　ちゃんと調べたときは超音波内視鏡で検査をしていると思います。造影CTは、胆管にステント（胆管を拡張するための金属のチューブ）を入れるときにやりました。そのときに影が見えて、4センチ以上あったとその時点でわかった。もちろんCTは2軒目でも撮っていますが、4センチ以上あってもCTだとわからないときはわからないみたいです。

深田　4センチでもCTでわからなかったんですか、びっくりですよ。

森永　超音波内視鏡は直接観察できるので、病変があるかどうかわかるんです。

深田　なるほど。

倉田　組織もそのときは取りました。ガンのグレードは5つあるんですが、その中で一番悪いヤツですと伝えられました。

深田　ステージじゃなくて。

倉田　ステージとは別にグレードというのがあるんです。

深田　へえー。

倉田　ステージ自体は、その時点ではまだ4ではなく、「抗ガン剤をやって、もしガンが小さくなれば手術できる可能性があります」という段階だったんです。今の段階では「そのまま切ることはできない」ということでした。

深田　大きすぎて切れないいなんてあるんですか。

倉田　「大きくて、リンパにも浸潤が見られるから、小さくしないと手術はできない。抗ガン剤を入れるしかない」と言われました。だけど、うちはセカンドオピニオン、サードオピニオン、フォースオピニオンといろいろ行って、本人が、「抗ガン剤はやらない」と決めたの。

深田　それはどうしてですか。

倉田　結局すい臓ガンというのは、抗ガン剤を入れて手術という方法を採っても、かなりの確率で亡くなるんですよ。むちゃくちゃ予後の悪いガンで、〝ガンの王様〟と呼ばれているようなガンなんです。だから、「俺はもう、そこは目指さなくていいな」というふうに本人が考えたんです。

深田　なるほど。

倉田　でも結果的にそれで良かったと思う。森永さんもそうだけど、抗ガン剤は体の負担がすごいから。

森永　でも、それも人によってなんですよ。

倉田　あとガンにもよりますしね。

森永　私の行ってた近所の病院では、リクライニングシートみたいなのがズラリと並んでいて、私の隣でおばちゃんが普通にアブラキサンとか打っているんですね。

倉田　へえー。森永さんが1回で死ぬ目に遭ったのと同じヤツを？

森永　同じ物を打っています。そのおばちゃんは、全然なんともないです。なんともない人はなんともないし、死にそうになっちゃう人は死にそうになってしまう。人によりけりなんです。

深田　全く平気な人がいるんですか。

森永　一部にいます。大部分の人は気持ち悪くなったり、いろいろです。ほぼ大部分の人は髪の毛も抜けちゃうし。

深田 でも、森永先生はもう復活されてますよね。

森永 私は1回しか打ってないから。

深田 あっ、その1回だけなんですか。

森永 そうです。

倉田 その1回で、もうこれはやってられないとなったんだよね。

森永 1回で死にかけました。結局それで「抗ガン剤はもう駄目だな」と思いました。私はもう、人事不省《じんじふせい》（重病で意識を完全に失うこと）になっていたんです。そんな頃、私には、「こういう治療が良い」というのがメールでとてつもない数、来ていたんですよ。

そこでうちのかみさんとマネージャーが相談して、それらをずっと精査していって、一か八か、これに賭けるかと決めた「気付け薬」みたいなものがあるんです。

それはガンの治療薬ではなくて、もう体がボロボロになって、死にかけているので、その状態から元気にするという点滴です。それを年明けにクリニックに打ちに行ったんですよ。

打ったらもう翌日の朝にはちゃんと考えてしゃべれるようになって、飯も食えるようになったんです。人によって当たりはずれがものすごく大きい治療なのですが、私の場合は、

「当たり」だったんです。

倉田　それは「高額な民間療法」と呼ばれるジャンルの治療でしょ？

森永　そうです。でもそれは1本7万円ぐらいかな。

原発不明ガンとはなにか？

森永　そのあと、血液パネル検査（血液からDNAを取り出し「ガン関連遺伝子」に変化があるかどうかを調べる検査）をやりました。血を抜いてアメリカに送って80の遺伝子変異を見たら、すい臓ガンの場合には、95パーセントの確率で変異が見られるKRAS（ケーラス）というタンパクの遺伝子変異が全くなかったんです。だから「これはすい臓ガンじゃないね」と判断されて、「じゃ何ガンなんですか」と、十数人のお医者さんに聞いたんですけれど、全員が「わからない」という結論でした。

深田　それでは、何をもって〝ガン〟という判断になったんですか？

森永　ガン本体から浸潤してきた腺ガン（体の臓器にある分泌腺にできたガン）があると

いう結果は、生体検査で出ているので、どこかにはガンがあるんだけれど、それがどこかはわからないんです。

倉田　転移とかはないの？

森永（指さして）ここを肝臓に血液を送る「肝動脈」というんですが、その周りに浸潤をしている「モヤモヤ」が造影CTで映るんですよ。それはもうずっと残ってるし、そこを組織検査するとやっぱりガンなんです。だけど、それがどこから転移してきてるかが全くわかんないんです。

深田　えーっ⁉　そんなことあるんですね。

森永　結局診断が、すい臓ガンから原発不明ガンに変わったんです。お医者さんに聞いたら、もう何十年も医師をやってるけれど、こんな患者はこれまで見たことないと。

倉田　そうなんだ、原発不明ガンってそんなに珍しいんだ。

森永　原発不明ガンと診断される患者さんを全て合わせると、成人固形ガン（血液のガン以外のガン）の1％から5％を占めるようですが、私のように1年近く改善も悪化もしないケースは珍しいようです。実はみんな毎日、ガンになっているんです。ところがガンができるたびに、免疫細胞が潰していっているから、発症しないんです。ガン細胞軍団と免疫細胞軍団が関ケ原の合戦みたいなのをずっと繰り返していて、免疫細胞軍団が弱るとガンが一気に出てくるんです。ところが私の場合は、戦いが拮抗《きっこう》状態になっているだけでなく、敵がどこにいるのかもわからないんです。

深田　敵がどこにいるかわからない。

森永　どこに隠れているか、どこにいるのかわからないから、手術ができないんですよ。

深田　他の治療は無理なんですか。

森永　放射線治療もできない。

深田　どこにいるのかわからないと手の施しようがないということですか。抗ガン剤はどうなんですか。

森永　抗ガン剤もガンの種類によって薬が違うから抗ガン剤も打てない。そうすると免疫細胞に働きかける以外に手がないんです。

深田　「免疫さんよ、元気になりなさい」と。

森永　ガン軍団が、免疫細胞に泥だんごみたいなのをぶつけてくるんですよ。それを洗い流すのがオプジーボ（免疫チェックポイント阻害剤、ヒトが本来持つ免疫力を活性化することでガン細胞を攻撃する作用がある）という薬。これは原発不明の場合に限っては、保険診療が適用になるんです（２０２３年12月から原発不明ガンには保険適用）。

倉田　あっ、今はそうなんですか。

森永　原発不明の場合だけ。

倉田　そうですか、オプジーボには保険が適用されるガンとそうじゃないガンがありますよね。

1カ月の治療費が120万円！

深田　オプジーボは高額なんですか？

森永　１本で70万円ぐらい。保険適用でその３割負担だから20万円ちょっとです。今１カ月に一度打っています。もう一つ、実はくらたまさんに聞いてやり始めたのがＮＫＴ細胞療法。

　血を抜いて、その中の免疫細胞を培養して増やして、それを体に戻すという治療を２週間に一度やっています。この治療が１回50万円ぐらいです。２週間に一度病院に行き、それに毎週の訪問医や訪問看護師の診療などを合わせると、1カ月に120万円ぐらいかかる。

深田　120万円！

森永　所得税の医療費控除も、年間200万円までしか使えないんです。だから私なんか1月だけでもう全部使い果たしちゃうみたいな状況になっていて、結局それがすごく大きな経済的負担になっています。

深田　そうですよね、先生は死なないために働かなきゃ。

倉田　みんなができることじゃないんですよ。

森永　そう。

倉田　だからゴリゴリ働いて、今1日18時間働いてるからね。

森永　私、大失敗をして。実は私、印税とかテレビの出演料とかを全部会社に入れていたわけです。今でもそうなんですが。当然ですが、会社のお金と私のお金は別なので、会社は私の医療費を払えないんです。私は知らなかったんですけれど、会社は私にガン保険まで、かけてて、会社はガン保険の保険金を受け取ってかなり儲かっているのですが、私はそこから定額の給料をもらっているだけなので、私には入ってこないわけです。

深田　じゃあ、どうすれば森永先生は治療費を手にすることができるのですか？

森永　どうするのかというと、会社に入ったお金を配当金として私に渡せばいいのですが、会社にお金が入った時点で法人税を3割取られるんです。そこから配当金で私に渡すと、総合課税で私が半分ぐらい税金を払うことになる、つまり手元に残るお金が三分の一ぐらいになっちゃうんです。

だから例えば月に医療費が120万円かかるとすると月に400万円ぐらい稼がないと賄《まかな》えないという状況になっています。年間4800万円を稼ぐっていうのはかなり大変です。

深田　いや、健康でバリバリ働けても、4800万円は厳しいですよ。

倉田　そりゃそうだよ。

森永　4800万円を稼ぐには、それこそ投資銀行に勤めて悪辣《あくらつ》なことやらないと。

深田　そうですよ、無理ですよ。

森永　ただ今のところ大丈夫なのは、今年になって生前整理を始めたんです。父親のときに後が大変だったので、例えば大学の研究室の本とか、いろいろな備品とか、自分のものは全部処分したんです。それから預金口座も一本化して、投資した資産も特に外貨中心に

7月11日に全部処分しました。

倉田　あっ、いちばん円安の、良いタイミングじゃないですか。

深田　ラッキーです。

森永　ラッキーだったんです。

深田　儲かっちゃいましたね。

森永　実はこの日の為替が162円かな。

倉田　7月だとそうですね。

森永　日経平均が4万2000円。

深田　めちゃくちゃ儲かった。

倉田　めっちゃいいときだ。

森永　そう、一番良い日に売ることができた、これは別に事前にわかっていたわけじゃないですよ、たまたま生前整理をしていたら、当たっただけ。これで3千数百万円入ってきたので2年半ぐらいいけるんです。

倉田　大丈夫だね、じゃあ。よかった。

深田　大丈夫です。

倉田　全然大丈夫だよ。

治療は、結果に対する解釈

深田　でも、森永先生はガンが解決しないと、生きている限り、それだけの治療費がかかるんですね。正しい治療は大変なんですね。

倉田　私は夫を看ていて、「治療は解釈だな」と思った。森永さんの、こんな元気な姿を見ていると、「もしかして何にもしなくても元気かもしれない」とも思う。今、こんない状態だったら絶対今の治療を続けたほうがいいとは思うけれど、もしかしたらわかんない。治療は、結果に対する解釈だから。

深田　ご主人を看てきた経験ですね。

倉田　ガンを患った人やガンサバイバーの人で、「この治療がいい」と言う人が、それぞれいるじゃないですか。彼らは本当に信じているんだけれど、でもその治療をしなかったときの経緯は誰にもわからない。何が効いたかとか効いてないかとか、結局解釈の問題だと思います。

深田　くらたまさんのそういうところが信頼できますよね。私、森永先生とくらたまさんの対談をしようと思いついたのは、『ガン闘病日記』（三五館シンシャ）の中で、森永先生が、「いろいろな人が意見を言ってくるけれども、くらたまさんの言葉が一番信用できた」と書いてあったからなんです。

森永　実は本当に掛け値なしで、千何百人、もしかしたら２０００人を超える人からアドバイスが来たんですよ。

倉田　そうですよ、来ますよね。

森永　私は全部きちんと整理をして、お医者さんにも入ってもらって分析をしたんですけれども、みんながそれぞれ、「これをやればガンは克服できる、健康になる」と言ってきて、もう千差万別なんですね。

深田　農薬飲めとか（笑）。

森永　そう、「この農薬を松の木にかけたら松が青々として元気になったので、それを薄めて飲め」とか、「これを魚にかけたら腐らなくなったから、それを薄めて飲めばおまえも腐らなくなる」という「飲めるわけねえだろ」というのに始まってイベルメクチンだとか、水素だとか、プロポリスだとか、健康食品系、あるいはサプリ系とか、もうありとあらゆる、いわゆる健康に良いと言われているものはフルに来て。それ以外にも、オリジナルのものを送ってくれる人もいっぱいいいたんですよ。

深田　息子さんの康平さんが、「自分の事務所にも大量の薬が届いて薬局開けるぐらいになりました」とおっしゃってました。

森永　だけど、私は現在、財務省に盾突いて金融業界にも盾突いてるから、殺されるかもしれないわけです。

深田　そうですよね。

森永　そこによくわからない人からボトルやアンプルが来て「これを飲め」と言われても、飲めると思いますか？

深田　毒かもしれないですよね。

大切なのは免疫力

森永　そう、そう、そう。だから結局飲まないんですが。ただ送られてきたものは一応調べました。そして結局、「エビデンスがないものはやらない」と決めたんですが、中にはお医者さんでちゃんとしたエビデンスを取っている人が2、3人いたんです。

ただわかったことはそれをやったとしても完治する確率ってせいぜい1％か2％しか上がらないんです。しかも、それを統計的に立証しようと思うと、少なくとも数千のサンプルが必要になる。みんなが言ってるのは、自分は治ったというサンプル1、友達も治ったというサンプル2、それから知ってる人も治ったという3人ぐらい。せいぜいそのぐらいのサンプルしかない。

ただね、気持ちなんだと思うんですよ。私がわかってきたのは、要するに免疫というのは、いろいろなお医者さんが言ってるんですけれども、3分の1以上は前向きな気持ちがつくるんです。

深田　うーん。なるほど。

森永　だから「駄目だ」と言っていると本当に駄目になっちゃうけれども、やる気になって「これは絶対生きるぞ」と思うと免疫が上がるんです。

深田　『ザイム真理教』と戦い続けてください。

森永　だから、あの。

深田　免疫のために。

森永　私も「やる気になると免疫力が上がる。本当にそうかしれない」と思って、『書いてはいけない』（三五館シンシャ）が売れて『ザイム真理教』（三五館シンシャ）も売れて、合計50万部も売れたんです。そうしたら、いろいろな出版社が「本を出しましょう」と言ってきて、結局13冊も引き受けたんですよ。だから8月の1カ月で、13冊を書きました。

倉田・深田　すごーい！

深田　そのうちの1冊をありがとうございます。

森永　そう、その1冊が。

倉田　そっか、萌絵ちゃんとね。

森永　深田さんと一緒にやった『身分社会』（かや書房）なんですけれども。多分わかると思うんですけれど、13冊同時に――。

深田　普通は無理ですよ。

森永　――というのはかなり厳しいんですよ。

倉田　いや、そりゃそうですよ。

深田　すごいですよ。

森永　結局私がどうしたかというと、8月1カ月間、全部完徹です。24時間、ずっとぶっ通しで働いたんです。もちろん仮眠は2、3時間取っていますが、ずっとキーボードを打ち続けて、これは平時でも肉体的な負担がとてつもなく重いんです。しかも末期ガンなんですから。

倉田　強烈ですよ。

森永　でもやってみたらやる気になっているから全然平気だったんです。

深田　免疫力が上がっちゃった。

森永　免疫力が上がっちゃって。

倉田　それでこんなに元気になられているの？

森永　そう。来年の桜の花は見られない、と医者に言われましたが、これまで仕事が忙しくてできなかった「家族と一緒の花見」も実現しました。4月7日に子どもたちも集まって花見を楽しみました。これまで家族との交流がほとんどなかったので、ガンをきっかけに関係は濃密になりましたね。まだ治ったわけではないのですが、いつ死んでも悔いのないようにやるべきことをやっておくというのが、今の心境です。だからずっと寝ずに原稿書いて、バンバンたばこ吸って。

深田　あははは。

倉田「今、18時間仕事していますというのは7月ぐらいに伺っていたんですよ。だから、メールでやりとりしてる中で、「森永さんね、もうそんな今体が良くないんだから旅行行ったり、美味しい物を食べたり楽しいことしたりって思わないんですか?」と聞いたらね、「いや、そんなことよりも日本がなくなってしまうことのほうが僕は嫌なので、戦って死にます」とお返事が返ってきた。私はもう感動しちゃって。

森永　そう、そう、そう。ただ一応13冊で言いたいことは大体、書けたんですけれども、その後欲が出てきて、この『ガン闘病日記』(三五館シンシャ)のときは、『ザイム真理教』と『書いてはいけない』が売れたので出版社が無理を聞いてくれて、本の中に私が書いた童話も入れたんですよ。

どういう魂胆だったかと正直に言うと、この本でいったん私の童話を世の中に出して、どこかの出版社が「1冊まるまる童話で出したい」と言ってこないかな、と。それがうまく展開して、もうすぐ童話の絵本が出版されることになりました。ところがいざ書いてみたら、「自分がやりたいのは童話ではない」ということがわかったんです。童話は、子どもたちが読むものなので、あまりグロテスクなものとか、難しい言葉とか、あと不幸な結末って許されないんです。それに気がついて、「あっ、違うんだ」と思った。実は私が本当にやりたかったのは、「童話」ではなく、「寓話」だったんです。だから寓話を、先週1週間徹夜に近い状態で一気に20本書いたんです。

深田　えー⁉

倉田　すごいな。

森永　それをある出版社で検討してもらうと、ＯＫが出たんです。実は日本には、寓話作家というのは、これまで一人もいないんです。

深田　森永卓郎先生が日本初の寓話作家。

倉田　えっ⁉　そうなの？　寓話ってイソップとか？

森永　そうそう、一応今の目標は打倒イソップなんです。

深田　あはは。

倉田　日本にいません？　寓話作家。

森永　寓話作家なんて聞いたことがない。

倉田　確かにいない。そうなんだ。

森永　イソップが生涯で700作品ぐらい書いていて、それらをざっと読んだんですけれど、有名な20～30作品を除くとあとは駄作なんです。

倉田　けっこう、変なのがありますよね。

森永　取りあえずイソップを抜くぞと。

深田　今20本。

森永　これいくらでも書けるんですよ。

倉田　えっ、そうなんだ、楽しいんだ。

森永　一応温浴療法もやっていまして、スーパー銭湯に行っているんですけれど、この間、源泉かけ流しの湯船に漬かってる間に3本できました。

倉田　お風呂は私、極楽モードになっちゃって、思考力ゼロになるよ。

深田　すごいですね、そうやってクリエイティブになることで免疫を上げて、そしてガンを克服するということですね。

倉田　でも本当にいい話。仕事が生きる甲斐になって、免疫力が上がる。森永さんは、実際にこの半年でみるみる元気になっているものね。これは説得力がありますよ。

第2章

森永は10万円のギャラを点滴薬5分の1だと考える。

2024年
9月16日

好きなことをして生きるのがいい

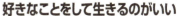

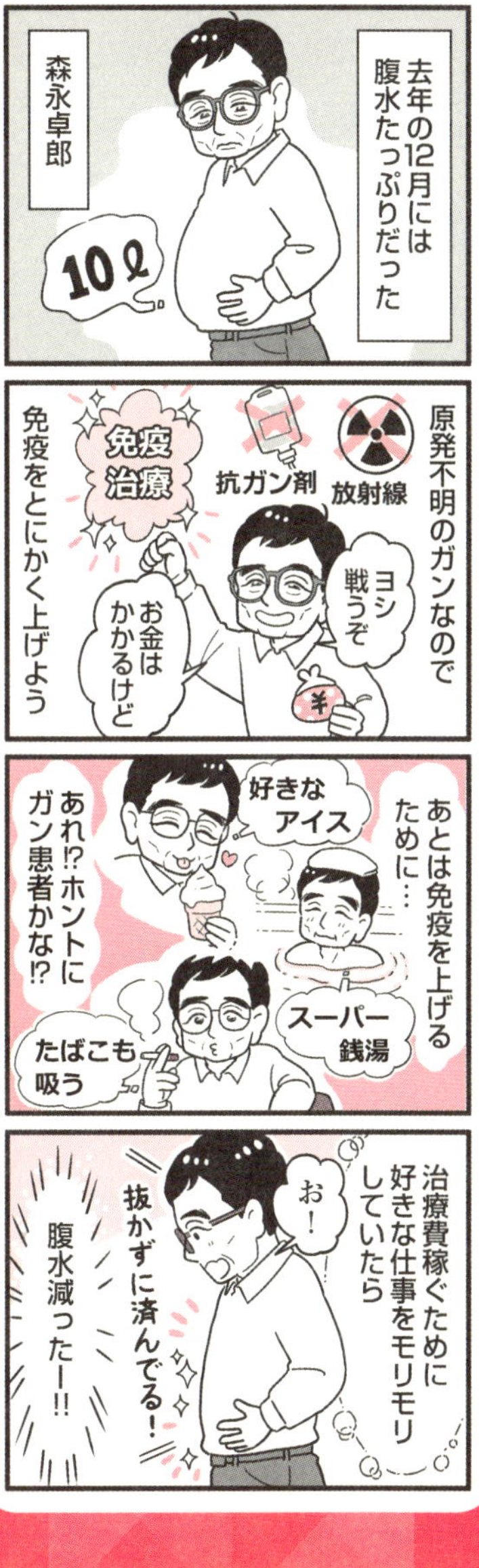

去年の12月には腹水たっぷりだった
森永卓郎
10ℓ
原発不明のガンなので
放射線
抗ガン剤
ヨシ戦うぞ
免疫治療
お金はかかるけど
免疫をとにかく上げよう
あとは免疫を上げるために…
スーパー銭湯
好きなアイス
たばこも吸う
あれ⁉ホントにガン患者かな⁉
治療費稼ぐために好きな仕事をモリモリしていたら
お！
抜かずに済んでる！
腹水減ったー!!

やらなかったほうがいい治療

深田　多くの方が知りたいこと、「コレはやらなきゃよかったな」というガン治療を、お二人の実体験からお話をいただければと思います。

倉田　私の夫の場合は、やらなきゃよかったというより、「こうしたらもっと早く死んじゃってたな」というのは、「最初の医者の誤診をそのまま信じていたら」です。

胃炎という診断をそのまま信じていたら、恐らくその後、胆管が詰まったままだから、胆汁が体を巡って、例えば胆管炎とかになっていた。胆管炎は胆管が詰まってすごい高熱が出るし、致死率も高いんですよ。

「最初の医者の誤診を信じていたらすい臓ガンということに気付かないまま、もっとずっと早く死んでいた可能性もあるね」と、別の医者にも言われました。

やっぱり、セカンドオピニオン、サードオピニオンが大事。もう絶対これはおかしいと思ったら、別の医者に聞きに行ったほうがいいな、と強く思いました。

深田　解明するまでオピニオンは取るべき。

倉田　そう、だから結局うちの夫は、基本的にガンの標準治療は全くしていないんですが、でも対症療法はいくつかしてるわけ。

そのうちの一つが、詰まった胆管を通すためのステントを入れる手術。これをしていなかったらもう全然駄目でした。胆管が詰まって胆汁が体を巡ると高熱が出るし、すごく調子が悪くなる。本当に１軒目の誤診を信じなくてよかった。夫は、「ほらね、胃炎だったでしょう」みたいな人だったから。

深田　ご主人は、基本的にポジティブな人だったんですね。

倉田　良くも悪くもポジティブ。だからセカンドオピニオン、サードオピニオンを聞きに行って良かったです。手術のおかげで最期まで胆管が詰まるということはなかったから。

深田　森永先生にとっての最悪な治療は？

森永　それはもちろん、すい臓ガン用の抗ガン剤を打ったことです。ただそのお医者さんを責められないのは、他のお医者さんに訊いても、「私も同じ診断をする」というふうに答える。そのときのデータで考えたらやっぱりすい臓ガンだというふうに考えるしかなかったんですよ。順序としては最初に血液パネル検査をやっておけば、すい臓ガンではないというのがわかったんだと思うんですが、最初から血液パネル検査は難しかった。

倉田　血液パネル検査は、そんなにメジャーなものじゃないんでしょ？　どこでもやれるものじゃないと思う。

森永　保険診療も一部のケースを除いて、認められてないので。

深田　血液をアメリカに送るという。

森永　そうです。

深田　いくらぐらいかかる検査なのですか？

森永　50万ぐらいだったかな。

深田　（驚き）50万円！　それは庶民にはおいそれとできない検査ですよね。

森永　だから普通の病院ではやってくれないんですよ、クリニックで自由診療をやっているところだけがしてくれる。

倉田　そう、標準治療のメニューには入ってないんです。

深田　ガンは、診断だけでもすごく大変なんですね。

森永　ただ私が難しかったのは、私は本当に数千人に1人いるかどうかという特殊なケースだったからです。十数人のお医者さんに診てもらったんですが、「こんな患者は見たことがない」とみんなが言いました。

森永卓郎は良くなっている⁉

倉田　腹水が驚くほど少なくなっているので、今日森永さんにお会いして、もう、本当「えっ⁉」って思ったんです。ガン由来の腹水は出始めたら2、3カ月とかで患者は亡くなったりするんですよ。うちの夫も腹水が出てからが早かった。去年の12月に腹水が出て、亡くなったのが今年の2月。森永さんは今見たら、昨年12月に10リットルだったたのが信じられないほどのサイズに小さくなっているから。

森永　そう、そう、そう。（手で示す）ＣＴの画像を見てもこんなに丸くなってたのが、今ポコンとへこんでいる。

倉田　腹水は抜くけれど、抜いたせいじゃないでしょ？

森永　前は抜いていたんですよ、だけど今はもう全然抜いていない。

倉田　もう抜かなくていいサイズですよね。これ、私はすごいことだと思っている。だって聞いたことがないもん。ガンからくる腹水が、ね、そんな、減るなんて。

深田 自然と小さくなるということはあんまりないんですか？

森永 いや、ないみたい。

倉田 あんまり聞かないですよね。

深田 お医者さんはなんておっしゃってるんですか。

森永 医者は何を言ったかっていうと、最初NKT細胞療法をやるときもオプジーボもそうなんですが、「2、3カ月で効果が落ちてくる可能性が高いので数カ月で決着はつきます。治るか死ぬかどちらかです」と。

深田 えーっ、そんな。

森永 本当はそれが普通なんです。それがもうかれこれ10カ月近く膠着《こうちゃく》状態が続いているんです。

倉田 治ってはないけれど、でも……。

森永 そう、そうなんです。造影CTで体の中をずっと撮ってはいるんですよ。そうすると、モヤモヤは増えてもいないし、減ってもいない。

倉田 本当にすごい。

森永　こういう患者は珍しいんですと言っていました。
倉田　ガンは、普通大きくなっちゃうじゃないですか、ね。
深田　お肌の肌つやとかも４月よりも全然いいですよね。
倉田　あっ、そうなの？
深田　はい。
森永　そう、そう、そう。それはお医者さんも言ってます。
倉田　私たちは奇跡を目の当たりにしているね。
深田　だからこれ、もしかして良くなってるんじゃないのかな。
森永　でも写真を撮るとガンはあるんですよ。
倉田　でも腹水がこんなに縮まってて、快方に向かってる可能性あるんじゃないの？
森永　いや、もし本当に治っているんだったらガンの浸潤が小さくなっているんですけれど、それは起きていないんです。
倉田　でもそのままでも……はっきり言って、ガンはそのままそこにあるだけだったら別に大丈夫じゃないですか。
森永　ああ、そうそう、だからその……。

倉田 そこにじっとあるだけで、転移しなければ共存できる。

深田 ああ、そういうことですか。

森永 でも、関ケ原の合戦でちょっとでもパワーバランスが崩れると一気にガッといっちゃうわけです。

深田 今、両者拮抗状態。

森永 そうそう、拮抗状態がずっと続くというのは、ほとんどないんです。

倉田 なるほど。

森永 「本当に人類でこれまで誰もいないんですか？」と医者に訊いたら、「いや、ごくまれにいるんですよ」と。「その人はどのぐらい拮抗状態が続いたんですか？」と訊いたら、十数年続いたという話で。

深田 それっていいのか、悪いのかわからないですね。

倉田 なんて夢のある話‼

生きるために６億円稼ぐ!?

森永　だって十数年続いたら医療費が２億円ぐらい金かかっちゃうんじゃ……。

倉田　いや、大丈夫だから。

深田　先生、働きましょうよ、あはは。２億円ぐらい。

倉田　大丈夫です。いい、何とかなる。

森永　２億円を払うにはその３倍、６億円を稼がないと。

倉田　森永さんは大丈夫。何とかなる。なるなる。

森永　６億円稼ぐのなんて、無理。何ともならないですよ。

深田　大丈夫です、先生だったら稼げますよ。

森永　いや、もう自分でも最近おかしいなと思っているのは、昔は、例えばテレビとかラジオでギャラ10万円も貰うと「けっこうくれたじゃん」と思っていたんですけれど、今10万円のギャラを貰っても、点滴薬の５分の１だと考える。

深田　あははは。

森永　本当にろくでもないやつになっちゃって。でも50万円貰ってもこんなパック1個にしかならないしね。点滴は高いな。

深田　普通ね、10万円をもらうと「パック（点滴）」じゃなくて、「バッグ」を買いたいのに、そこを点滴1本と換算するのはちょっと寂しいですよね。

倉田　でも大丈夫、それがまた稼がなきゃ、という動機になっているんだし。

深田　稼ぐモチベーションにもなるかな？

森永　でも今は、あんまり稼ぎたいとかとは考えていません。一応大学のゼミ生、今の2年生に「モリタクイズム」を伝えるのに半年は必要だと思っていて、先週ゼミ合宿が終わったので、責任はかなり果たしました。

深田　先生、ゼミ合宿に行ったの？

森永　行きました。

倉田　そんなこともできてるんだ。タフだなあ。

深田　どこに？

森永　千葉の白子《しらこ》。

倉田　近場ではないですね。

森永　ゼミ合宿どころかその前は沖縄へ行ってましたよ。

倉田　ひゃー。

深田　夏に沖縄まで行っちゃったんですか。

森永　生前整理してる中で唯一問題だったのが、それまでガンガン仕事をしていたので飛行機のマイレージが山のように貯まっていたんです。これを消化しないと期限切れになってしまうので、計算したら沖縄までを6往復しないといけなかったんです。で、今6往復中。

倉田　えーっ！　すごい。

深田　今1往復ですか？

森永　今2往復。年度内にあと4回行きます。

深田　じゃあ夏の海で泳がれたりしたんですか。

森永　先週は3メートルくらい泳ぎましたよ。

倉田　海はエネルギーをもらえますよね。

深田　先生、普通の人より元気なんですけど。

倉田　間違いない。

たばこが好きなら吸い、好きなものを食べて、生きるのが一番

森永　もう一つ目的があって、「最後どういうふうに死にたいか」というのを頭の中でシミュレーションしたんです。私の結論は沖縄のビーチでたばこを吸って紫煙《しえん》をくゆらしながら最後バタッと死ぬというのがいいなと思っていたんです。それのロケハンも兼ねて行ったんです。

倉田　ネタにもしてるし。

森永　そう、そう、そう。

深田　でも、お医者さんは、たばこを吸うのは許してくれるんですか？

森永　先日、ある医師と話していたら、「森永さん。それは無理だと思いますよ」と。「なぜ無理なんですか？」と訊いたら、「いや、僕のガン患者で、『もう末期になったので先生どうしてもたばこを1本吸いたいんです』と言った人がいて、『いいですよ』と答えて、たばこを1本吸わせたらそれで元気になって、ガンが治った例がある」と。これはあくま

でも医学的根拠がある話じゃないですよ。ただ前向きな気持ちというのがやっぱり重要という。

倉田　そうかも、うちの夫もたばこをやめていたんですけど、復活しましたもん。

深田　あっ、そうなんですか。たばこはやめたほうが体にいいんじゃないんですか？

倉田　なんかね、「やめてても意味ないな」みたいになって、ガンがわかってからは吸うようになりました。

森永　この間、岸博幸さんと対談したんです。岸さんもたばこを続けてるそうです（『遺言　絶望の日本を生き抜くために』・宝島社）。

倉田　そうなんだ。

深田　たばこは生き甲斐になるんですね。私はたばこが嫌いなので理解できません(笑)。

倉田　私も吸わないけれど。

森永　たばこを吸わない人にはわからないと思うんですけれど、これは科学的な話ではないのですが、肺細胞一つひとつに味覚細胞が入っているということなんです。昔、「今日も元気だ、たばこがうまい」っていうＣＭがあったんですが、たばこが美味しいということは健康だという。

深田　わかります。酒がうまい日は肉体も元気な日です。風邪をひいてる日は、大好きなお酒もまったくおいしくないんですよ。たばこがうまいということは、それはお元気だということですね。

森永　そう。そう。

倉田　肺細胞が味をちゃんとわかる。

森永　認識できるんです。

倉田　なるほどね。

深田　たばこがまずかった瞬間はありますか。

森永　私は今までの人生でたばこを禁煙したのは、3日か4日。

倉田　そんなもんなんだ。

森永　それは、重い風邪をひいて立ち上がれなかったときと入院したときだけ。去年、体がボロボロになった後2週間入院しろと言われて、入院したんです。これは治療のためではなく、もうボロボロになった体を治療できるところまで持っていくため。

深田　治療できるようになるための治療も必要だったわけですか。

森永　はい。ずっと点滴につながれて、もうスパゲティ状態になっていたんです。そのときお医者さんに言ったんです。「たばこを吸わせてくれませんか？」と。そうしたらお医者さんが「病院でたばこ吸えるわけないでしょ」と答えて。「わかりました、病院の敷地の外に出るのでどうですか」と言ったら、「それも駄目です」と言われて。

それがすごいストレスになって「入院生活は二度としないぞ」と決めました。

倉田　一度長く入院したらそんなふうになりますね。うちの夫も、結局最後自宅で私が看取ったんですが、最後の息までちゃんと見たんだけれど、ごめんね、なんか（泣く）。

深田　くらたまさん、大丈夫だよ。

森永　涙もろいんだ、大丈夫。

倉田　夫の話はなかなか泣かずにできない。

森永　ファイト！

倉田　最初は、「家じゃないほうがいい」と言っていたんです。「痛いの嫌だからすぐに痛み止めとか入れて貰えるほうがいいから、最後は家じゃなくてホスピスに入るわ」と言っていたんだけれど。1回胆管炎になって、長く入院して、「もう絶対病院はヤだ」となりましたもん。

深田　わかります。入院は精神的にやられます。

倉田　「もう最期は家で死ぬ」と。かじりついてでも家で死ぬ、みたいになって。

深田　それで家で最期の日を迎えたんだから幸せですよね。

倉田　もう最後まで入院する気、全くなかったから。

深田　ご主人もたばこが生き甲斐。

倉田　いろいろ生き甲斐はあったと思うけど、たばこはねえ、亡くなる前日も吸っていたのを覚えていますね。

森永　厚生労働省の研究結果によると、一生たばこを吸ってると、寿命が３・５年短くなるんですって、だけど我慢して我慢して我慢して80歳まで生きるのと、やりたい放題やって76歳半で死ぬのとどっちがいいですかという選択なんです。

深田　そうですよね。私は、寿命は短くなってもお酒は飲みたいです。

倉田　あはは。

森永　それを個人が選べる社会にすればいいと思うんですけれど。

倉田　でも言っとくけれど、そもそもたばこを吸おうとする人たちは、そんなに健康的な生活に留意しない人が多いから、その３・５年も怪しいよ。たばこ自体の悪影響は少ないかもしれない。

森永　そう、そう。そうなんです。

深田　でも、思い返すと、うちの父方の祖母も、肝臓ガンだったんですが、医者に隠れて、甘い物をいっぱい食べていたんですよ。ようかんとか、1日1本食べるんですよ。しかもたばこまで吸ってたんです。普通の人でも、体に悪いじゃないですか。しかも、目を離した隙に、ショートケーキを3切れぐらい食べているわけですよ。おかげで肝臓ガンなのに肝肥大で、医者が「肝臓半分切ったのに、普通の人より肝臓がデカい」と驚いてました。だけど、無事に生還しましたよ（笑）。

倉田　うちの夫みたい。夫もそんな感じですよ。彼はお酒飲めなかったんだけれどもう、甘い物が大好きで、1日でショートケーキを4個とか食べていた。最後の数カ月とかでもそれぐらい食べていて。なんか、メロンパンとメロンパンアイスを食べたとかいう日もあって、意味がわかんないでしょ、メロンパンとメロンパンアイス食べるって。メロンパンアイスは、メロンパンにアイスが挟まったヤツだよ。

深田　あはは。幸せですね。

森永　だからね、これは駄目、これは駄目というのを全部守って、つらくて苦しい人生を送るのと、まあいいかと言って、多少、余命は短くなるかもしれないけれども、好きに生きる。充実した7、8割の時間の人生を生きる。そのどちらがいいですかと訊かれたら、私は、太く濃く生きるのほうがいいかなと思ってます。

深田 そうですよね。私も酒をやめろと言われてもやめられないですし。

森永 ガン患者は糖分をガンが食べに行くので糖分を摂ってはいけないと一般的に言われているんですけれど。

倉田 言われていますね。

森永 そんなこと知ったことじゃなくて。昨日私ミニストップのソフトクリームを食べました。

深田 あー、素晴らしい。

森永 今は好きなものを好きなだけ食べています。ソフトクリームは、コンビニの中でミニストップのものが一番美味しいです。

深田 そうなんですね。

森永 これは自信を持って言います。

第3章

「いかに今を楽しむか」を最優先。

2024年
9月16日

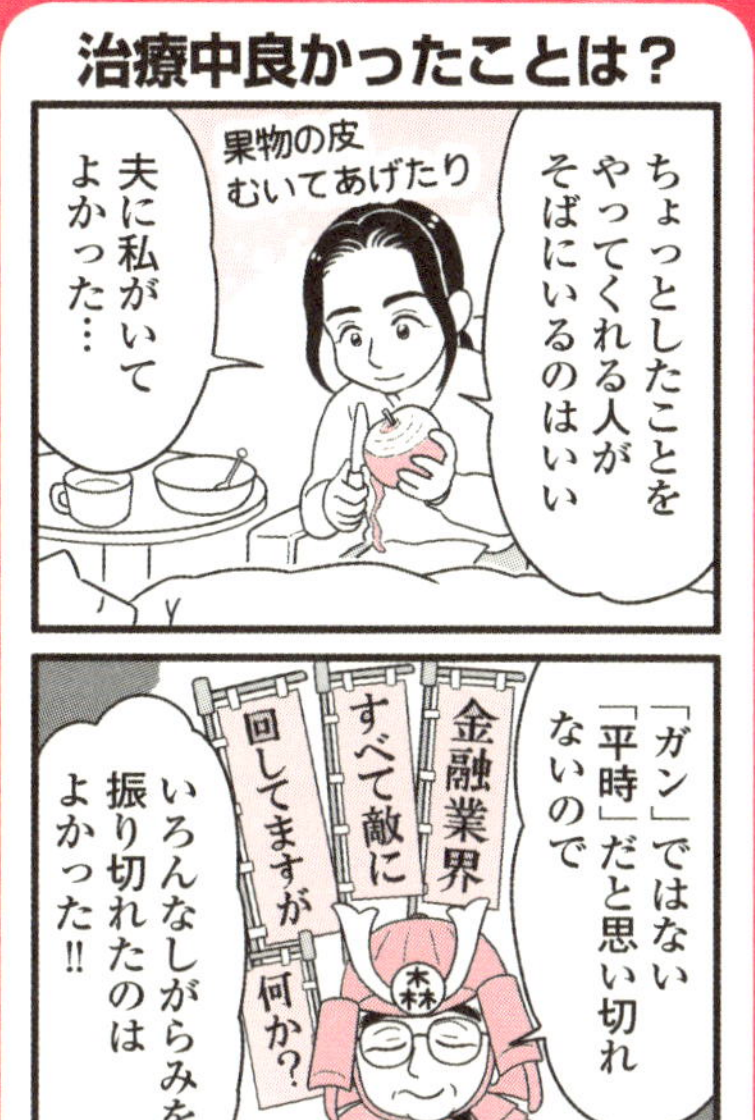

治療中良かったことは？
ちょっとしたことをやってくれる人がそばにいるのはいい
果物の皮 むいてあげたり
夫に私がいてよかった…
「ガン」ではない「平時」だと思い切れないので
金融業界
すべて敵に
回してますが
何か？
いろんなしがらみを振り切れたのはよかった!!
というのも私「真面目に働こうキャンペーン」というのをやっていて…
投資は やめようねって
うん うん
お金は働くか奪う時しか増えないので働こう！ってこと
そりゃ金融業界 敵に回しますよね～
全くウケないんですけどね

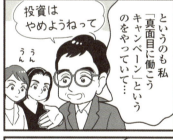

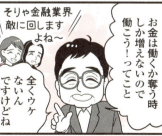

夫にとって良かったのは「私がいたこと」

深田　ガン治療でやって良かったことを教えていただけませんか。

倉田　やって良かったというかね、うちの夫は、最初に診断されたときは、何もしなければ――抗ガン剤治療などをしなければ、「悪くて半年、どんなに長くても1年」と言われたんですよ。でも実際は何もしなくても、1年8カ月、9カ月ぐらい生きた。

深田　倍は生きた。

倉田　そう、生きられたんです。しかも最初の1年はすごく元気だったの。旅行も行ったし、何でもできた。体重は少し減ったけれど、1年後、「全然バリバリ元気じゃん」みたいな感じで。そういう意味で本当に後悔していることは少ないんです。

でも良かったことといえば、「私がいたことかな」と思うんだよね。私が自画自賛してるように聞こえたら、それはちょっと違うんだけれど。

そばにね、誰かいる、ということ。本人はけっこう元気だった。あまりテキパキ動けなくなったのは最後の1カ月かな。亡くなったのは2月。1月まで自転車を乗り回していたし、普通だったけれど、最後の1カ月は、家にいることが多かった。そのとき、ほんのちょっとしたこと、なんか、果物をむいたりとか、「あれ買ってきて」と言われたときに買いに行ったりとか、ちょっとしたものが足りないとか、これ食べたいとか、そういうときに私が行って買ってくる。肩も揉んでほしいとかね。肩揉みは、毎日やっていたんだけれど、そういう人がそばにいるということはね、多分すごくいいことだったと思うんです。

深田 うらやましい。

倉田 私、夫と結婚して本当に良かったと思ってるんだけど（泣く）。

深田 そんなこと思える人は少ないよ、本当に。

倉田 夫が最期、1人じゃなくて良かったなと、私がいて良かったなと、一番結婚して良かったなと思うのは、夫を1人にしなくて済んだこと。だから夫と結婚して良かった（さらに泣く）。

深田 ご主人もくらたまさんと出会えて超ラッキーでしたよね。森永先生は、どうですか、奥さんに対して。

森永 だからねえ、私もう結婚して40年以上経つんですけれども、実は先月までわざとかみさんに冷たくしようとしていたんですよ。

深田　えーっ！

森永　それはなぜかというと、例えば資金管理だとか、いろいろな手続きとか、これまでは全部私がやってたんです。かみさんはそういうことはよくわからない。例えばスマホのセットアップとか、パソコンのセットアップとかもできないんです。

でもそれだと私が死んだ後1人で生きていけないからなるべく冷たく突き放して、「一人ぼっちにさせて自立させる」というのと、私が死んだ後を引っ張らないように、ずっと泣いてないように、「ああ、せいせいしたと思ってもらえるといいな」と考えていました。うちのかみさんはくらたまさんと本当に性格がよく似ているので、引っ張る体質なんです。

深田　ああ、なるほど。でも、仲良し夫婦だったなら難しくないですか？

森永　やろうとしたんですけど、実は2週間ぐらいで挫折しました。やっぱりずっと長いこと一緒にいて、全部私がやってきたから、できないんですよ。40年間も一緒にいたから、冷たく突き放すこともなかなかできない。今はもうしょうがないから普通に、これまで通りやっているんです。ただ、私はかみさんには割と自由にさせてもらっているので、それはありがたいです。

しがらみを振り切れた！

森永 『投資依存症』（三五館シンシャ）という本を出しました。これも書き残したいことを書きました。

深田 面白かったです。

森永 今貯蓄から投資へというんで、政府ぐるみで巨大な詐欺が行われているんです。この本を出してすごく驚いたのは、ネット書店とかで5段階評価が付くじゃないですか。大体、5、4、3、2ってじわじわ減っていくというのが、今までのパターンなんですが、この本は、2と3と4の評価がほとんどないんですよ、1か5に真っ二つに分かれるという。

深田 なかなか無い評価ですよね。

倉田 そうかもね。

深田 キャッチコピーは、「こうしてあなたはババを引く」。確かに。美人の証券セールスが来たら「もう俺は地獄の底に落ちる」と思ってほしい。

森永　投資にハマる人たちの気持ちも、話を聞いてるとわからないではないんです、もう給料も増えない中で、カネが自動的にどんどん増えていくぞ、と言われたらついついそこに乗っかっちゃうわけです。だけど、そういうよこしまな心が老後生活を破壊する。私は、ＳＮＳ型投資詐欺で一番名前を使われたんです（10月12日、森永卓郎の名前を使った多くのグループの中の一つのグループの指示役が逮捕された。被害者の女性は、ＳＮＳ型投資詐欺事件ではこれまでで最も多い被害額8億円余りをだまし取られていた）。

深田　私も勝手に写真を使われたことがあります。

倉田　森永さんの名前は強いよね。

深田　第一人者なんですよ。

森永　そのため、被害者とずっと話をしてきたんですが、被害者は、ほとんど同じ手口にひっかかっているんです。「この暗号資産は先生が推奨したんですよね」とか言うから、「だって僕、そんなSNS自体をやってませんよ」と私が答える。「でも先生のアシスタントのアキヤマさんという女性は毎朝ずっと連絡をくれて、夜でも丁寧に指導してくれましたよ」。「それは架空の存在です」「いや架空と言われても、アキヤマさんとは毎日話していたんですよ。先生は私に、本を送ってくれたじゃないですか」。「なんで見ず知らずの人に、私がただで本を送らなきゃいけないんですか」と。

倉田 うん。それはありえない。

森永 「先生は、だって親切だからそういうふうにしてくれたんでしょ。しかも投資のアドバイスをしてくれて私のお金を3カ月で10倍にしてくれたんです」。「それ引き出せました？」「引き出せないから今連絡してるんじゃないですか」。「それは詐欺です」と説明しても、「だってアキヤマさんは毎日連絡くれるんです」と言う。そこで「そのアキヤマは、どうなりました？」と訊くと、「連絡がつかない」と答える。みんな、同じなんですよ。

現在私は、「もうすぐバブルが崩壊してボロボロになるから、投資はやめろ」と言っているのですが、これは全然ウケないんですよ。

深田 そうですよね、投資は儲かる、とみんな政府に洗脳されていますからね。

倉田 だから、投資のことに関して、ちょっとなんか言うと反応がワッと来ますもんね。

深田 来ます、来ます。

倉田 この間8月に大暴落があったでしょ。あれで同居しているうちの姪がＮＩＳＡをやめたんですよ。「怖い」と言って、「もう持っていたくない」と。そしてそのことを書いたらそれがネットニュースに上がった。そうすると「今やめるなんてアホか」みたいなのがめっちゃ来るの。「伯母として止めてやれ」みたいなのがめっちゃ来る。でもそんなの本人が決めることだし――。

深田　証券会社に勤めておりましたが、投資はしょせん、ギャンブルです。切った張ったをして生きていくんだったらいいんだけれど、そういう考えではなかったらやらないほうがいいと思います。

森永　そう、お金は働いたときと人から奪ったときしか増えないので、「真面目に働こうぜキャンペーン」というのをやっているんですけれど、これが全くウケなくて。

倉田　それはウケないかもね。

森永　私、今、金融業界を全部敵に回してる状態なんで。

倉田　敵が多すぎない？

森永　でも、今までの、ガンではない、平時の状況だとなかなかそこまで振り切れなかったんで、いろいろなしがらみを振り切れたのは良かったたな。

倉田　森永さんは、いろいろちゃんと本当のことを言ってくれてるもんね。

あれもこれも、やりたいことは全部やり尽くす

森永　あと寓話作家になった。これがすごく良くて、別に手を動かさなくてもちょっとした合間にボオーッと考えてると次から次にストーリーが泉のように湧いてくるので、「お金をかけずに生き甲斐を生み出すという意味ではこんないい素材はないんじゃないかな」と思っているんです。

深田　先生の生き甲斐治療ですよね。

倉田　その寓話読んでみたいな（このあと、倉田が挿絵を担当することになる）。

森永　もうすぐ出ます（『余命４か月からの寓話―意味がわかると怖い世の中の真相がわかる本』・興陽館、２０２４年12月12日発売）。

もう一つそれと並行して、グリコが発売されて１００年経ったんですけど１００年の間に３万種類ぐらいおまけのおもちゃが出てて、そのうち半分がうちにあるんです。

倉田　半分もあるんだ。

森永　それを図鑑にして「日本の経済史とグリコのおもちゃとかがどう結びついてるか」というのを書いてるんですが、この本がまた儲からない本で。

倉田　儲からないでしょうね。

森永　経費がかかりすぎて、出版社の採算が合わないんですよ。結局何をしてるかというと、コスト削減のために自分でカメラマンをしているんです。

深田　自分で写真を撮ってるんですか。

森永　そう。1万5000点の写真を撮る。これは口で言うと簡単なんですけれども。

深田　疲れますね。

森永　プロのカメラマンに聞いたら「何年かかるかわかりません」と言われて。

倉田　でも楽しいんでしょ、自分の好きなものだし。

森永　装備は撮影ブースからカメラからもう全部そろえたんです。撮影ブースの中で、今はひたすらカシャ、カシャ、カシャと暗く撮っています。周りから見るとすごく変質者に見えると思うんですけれど、本人の中ではかなり盛り上がっている。

倉田　楽しいことばっかりしている。

森永　そう、だからもうやっぱり、私は神様とか仏様とかあの世とか、全然信じてないので、「いかに今を楽しむか」を最優先して生きる。

倉田　それは大事なこと。

森永　この間、古舘伊知郎さんと話しました。古舘さんは最近ブッダ、お釈迦様に凝ってるんですよ。古舘さんと話してわかったのは、ブッダはあの世とか神様を信じていなかったんです。ブッダが考えていたのは、現世をいかに楽しく生きるか、それだけなんです。

倉田　超大事なこと。

深田　ただ、もともとのブッダは死ぬとか、病気になるとか、そういうことをすごく恐れて悩んでクヨクヨしていた人なんですよ。

森永　ああ、そう、そう。

倉田　そうなの？

森永　私も、現世のことだけ考えて、その後のことは、一応生前整理は進めたので、今をいかにワクワクドキドキして生きるか、それだけを考えています。

倉田　素晴らしい。夫もそうやって生きていたと思う。

深田　私は、死ぬ準備っていうか死んで生まれ変わった後の良い日本に生まれてくるために今こういう仕事、言論活動と番組制作をしています。

倉田　そういう発想なんだ。

深田　そうなの。良い日本をつくるための言論活動ができる番組をつくって、死んだ後も自動的に引き継がれて、良くなった日本に次は生まれてこようと思って準備してるんですよ。

倉田　それは本気で言っているの？

深田　本気。

倉田　そうなんだ、そっかそっか。萌絵ちゃんは来世のことを考えているんだ。

深田　そう、ずっとつながっていく活動だから、死んでも続いていくから楽しいと思う感じです。

倉田　いろいろだね。私はちょっと森永さん派かな、今を楽しく。

深田　もちろん、今も楽しいですよ。

森永　一応歌手への道というのも当てがあって。

深田　あはは。まだやってるんですか、歌手も。

森永　リードボーカルをずっと募集してたんですけれども、自民党総裁選のニュースを見ていて、高市早苗はドラマーだと聞いて。だからちょっとうちのバンドに入れようかなと、懇意にしている経済評論家に「打診してよ」と頼んだんですけれど。

深田　『ザイム真理教』と戦う。

森永　一応ホワイトバタフライズというユニットを元ニッポン放送の垣花正アナウンサーと組んでいて。

倉田　ああ、垣花さん。

森永　これ実は東京スカパラダイスオーケストラの谷中敦さんが命名してくれたんです。ホワイトバタフライってモンシロチョウなんです。モンシロチョウは絶対に高く飛び上がらないんです。

深田　知らなかったです。

森永　常に低空飛行。

倉田　なぜ？

森永　いや、わかんないです。

倉田　あ、チョウはあんま高く飛ぶ理由がないか。

森永　理由がない、危険が増えるだけなんで。

倉田　確かに。

森永　一応生き方が一緒だと。でも「空高く飛び上がるよりも、地べたをひたすら飛び回る」という。いいでしょ。

倉田　あっ、そういう命名。

深田　いいですね。

倉田　でもなんで高市さんなの？

森永　他のメンバーはドラムが叩けないので。

倉田　いやそういうことじゃないでしょ、ドラムを叩ける人なんか世の中に山ほどいるのに、なぜ高市さんなのか？

森永　いや、今自民党総裁選に出ている9人の中で高市さんを除くと全員ポンコツなんです。経済学の〝け〟の字もわかってない連中で、高市さんだけがわかってるなと思った。さっき元財務官僚の髙橋洋一さんと話していたら、「森永な、実はあのセリフは全部俺が教えてやってるんだ」と言ってたので。

倉田　なんだよ。

森永　「もしも高市内閣ができたら髙橋さんも閣僚で入ってくださいよ」と言ったら、「嫌だ。俺は火曜から金曜までずっと旅行して、今人生楽しんでいるんだから、政治なんかに生きるはずがないだろう」と言う。「日本のために戦ってほしい」と頼んだんですが。
深田 いや、普通は旅行のほうが楽しいんじゃないですか（笑）。
倉田 そりゃ、そういう人はそうよ。
森永 そうかな。
倉田 人による。
森永 私は長いことはやりたいとは思わないんですけれど、1週間ぐらいだったら閣僚やっても面白いかなって思う。
倉田 1週間の閣僚？ なかなかぜいたくなお話ですよね。
深田 1週間だけじゃあ、駄目ですよ。
森永 だって普通の人が体験できないところに入れるじゃないですか。
深田 そうですよね、体験できない未体験ゾーンに入ることができる。

欲しいものは一応、お願いしてみる

森永　昔、鳩山由紀夫さんが総理大臣になる直前かな？　事務所に行ったんですよ。そしたらいいとこのぼんぼんだから、並んでいる陶器とか、高そうな調度品がいっぱい並んでいたので、「すいません、これまとめて貰って帰っていいですか？」と聞いたら駄目だと言われて。

倉田・深田　あははははっ！

倉田　なんだ、もしかして貰えたのかな、と思ったらくれなかったのね。

森永　ビートたけしさんにも「ベネチア国際映画祭のときに貰った金獅子賞と銀獅子賞のトロフィーを貰えませんか」と言ったら、「やれるわけねえだろ」と。

倉田　さすがにそれはね。でも何でも言ってみる価値はあるかもね。たまには誰かくれるかもしれない。

深田「森永先生がおもちゃをくれ」とおっしゃったので、私が海洋堂の下請け時代に集めたおもちゃを今パッキングしてもらっているところなんです。

倉田　おっ、すごーい、値打ちもんですよ。

森永　ただ何が来るかはまだ見えてないんですけれど。

深田　未知ですけど。アリスシリーズとか、あとは海洋堂の、ボトルのキャップのクラゲとか……。

倉田 あっ、流行った流行った。

深田 海洋生物シリーズとか、そういうのは先生は持ってるかもしれないけれども……。

倉田 値打ち物ですよ。

深田 いろいろありますよ。

倉田 言ってみるもんだね。

森永 ボトルキャップ系は多分みんな持ってる。

深田 みんな持ってる⁉

森永 基本的には。要するに特殊なヤツ、サンプル品とか、世に出てないのを除くと、みんな持っています。チョコエッグは全部そろってないんですが。

倉田 さすがだな。

森永 うち、けっこうそろっているんですよ。

深田 チョコエッグもかなりありますよ。あと世に出てないものもあります。

森永 だからその、世に出てないというのはほしい。

倉田 気になるね。

森永　ここがまあ、ギャンブルなわけです。

倉田　なるほど、なるほど。

森永　一応あんまり期待しないようにしていて。なぜかというとあんまり期待しちゃうと。

深田　がっかり防止のためですね（笑）。

森永　空振りしたときに落ち込むので。

深田　B宝館に深田萌絵コーナーを設置していただくということで。

森永　一応和田アキ子コーナーというのがあって。

倉田　それはあるんだ。

森永　和田アキ子さんがいろいろな番組に出たときに、番組のテレホンカードも

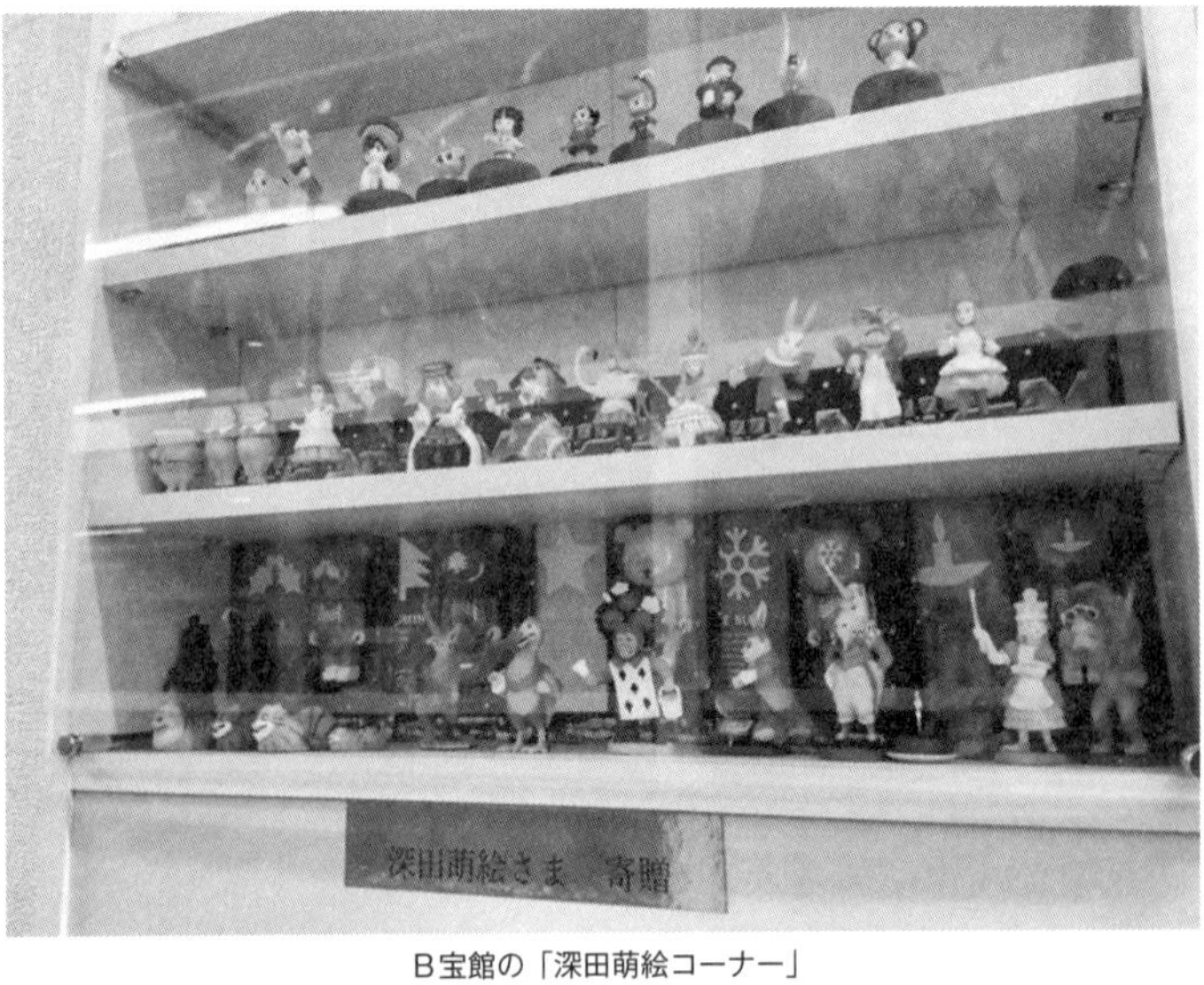

B宝館の「深田萌絵コーナー」

もらっていて。「飯食いに行くからおまえこれ買えよ」と言われて。「いくらだったら買うか？」と訊くから、「全部まとめて３０００円ぐらいですかね」と答えたら、「そんなはした金は要らないからただでやる」とくれたんですよ。それと並べて深田萌絵コーナーを設置する。ちょっと居心地悪いポジションかな。

深田　いや、居心地いいですよ。天下の和田アキ子様の隣って（笑）。

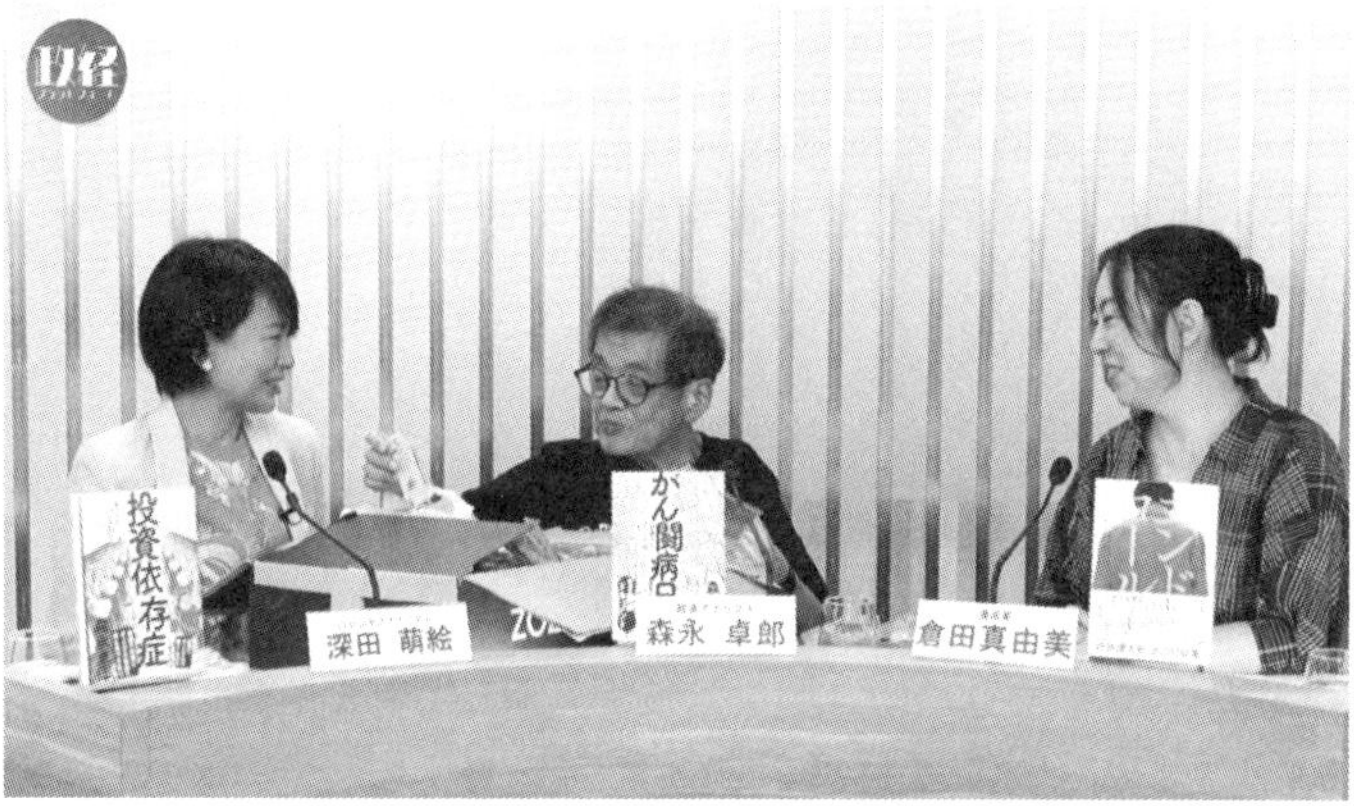

深田萌絵が持ってきた海洋堂のおもちゃを物色する森永卓郎

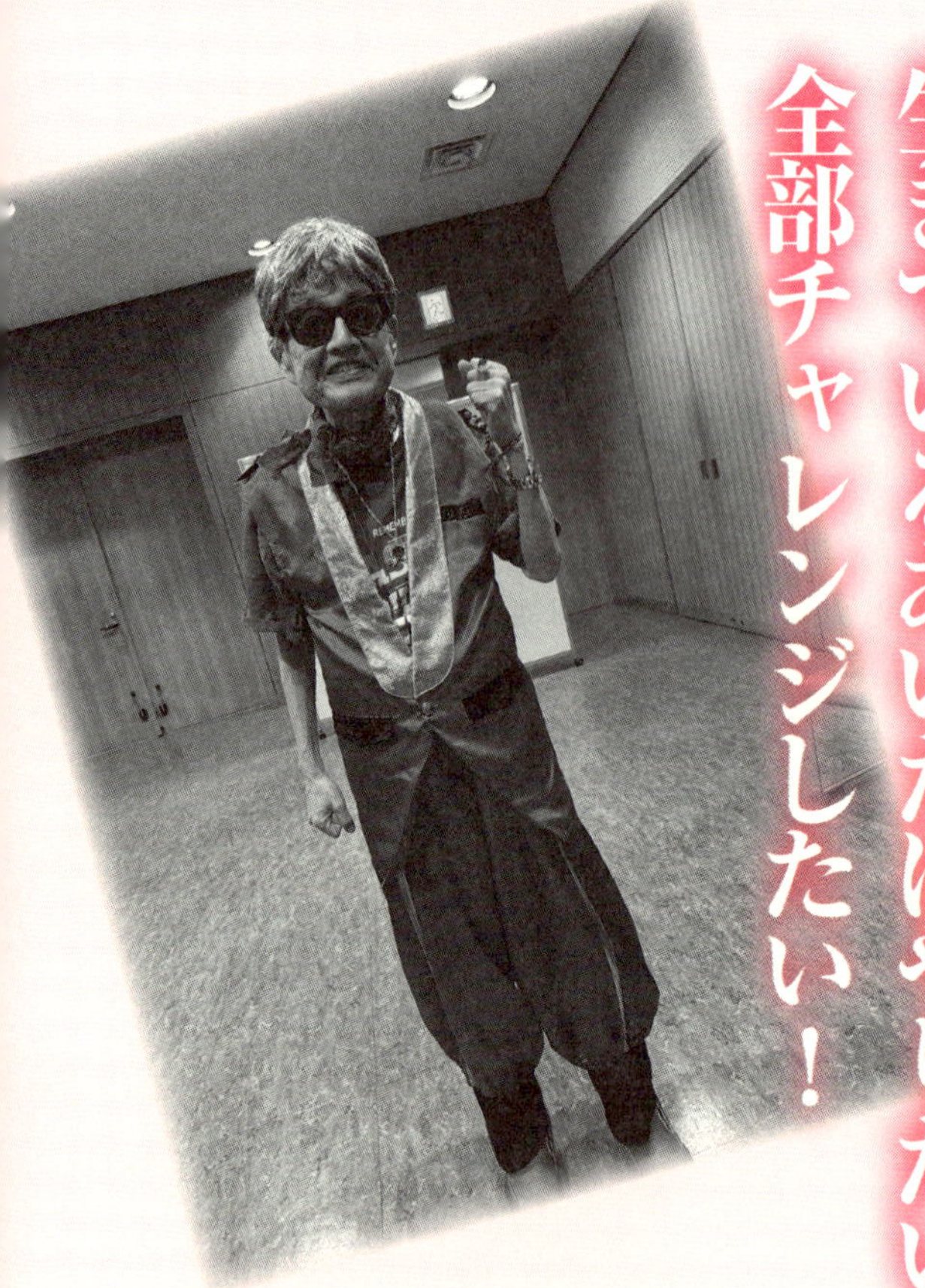

本も書きたい。歌もうたいたい。
生きているあいだにやりたいことには
全部チャレンジしたい！

生きる

第4章

食べさせてあげたいものがいっぱいあった

2024年9月23日

食べたい物とパートナー

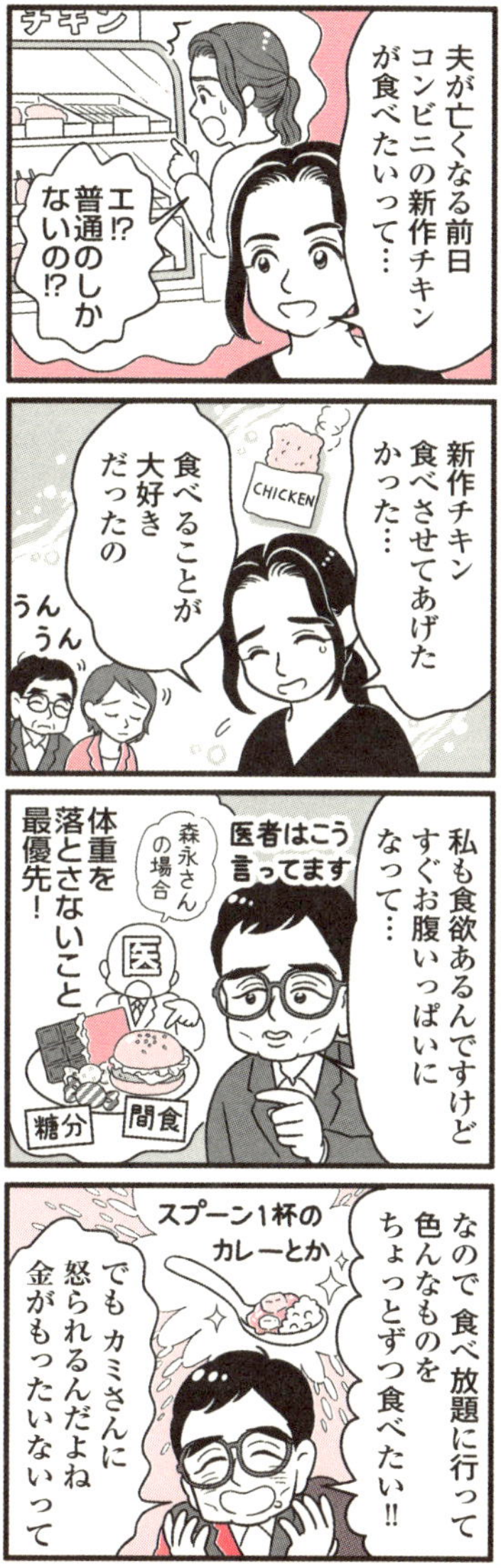
チキン
夫が亡くなる前日コンビニの新作チキンが食べたいって…
エ⁉ 普通のしかないの⁉
新作チキン食べさせてあげたかった…
CHICKEN
食べることが大好きだったの
うん
うん
私も食欲あるんですけどすぐお腹いっぱいになって…
医者はこう言ってます
森永さんの場合
体重を落とさないこと最優先！
医
糖分
間食
なので食べ放題に行って色んなものをちょっとずつ食べたい‼
スプーン1杯のカレーとか
でもカミさんに怒られるんだよね
金がもったいないって

見送る側の気持ち

深田　今回は、お話ししにくいかもしれないんですけれど、見送る側の気持ちですよね。パートナーがガンになられて、そして、覚悟を決めて準備をするときの気持ち。どういう気持ちで見送るのかという、そういうスタンスを共有していただければなと思います。

森永　実際に見送られた、くらたまさんのほうから。

倉田　私は家で看取ったので、最後の息まで見てるんですよ。次の呼吸がないから、「父ちゃん、息して！」と言ったのが、声を掛けた最後だったんです。でも、本人も「最期は家がいい」って言ってたし、それが叶ったのでね。

森永　もう駄目かなって思ったのは、いつ頃だったんですか。

倉田　あんまり思ってないですよ。

森永　最後まで大丈夫だと思った？

倉田　最後まで、そんなに駄目かなとは思っていないです。だって、前日までシャワーを浴びて、ひげを当たって、髪の毛を自分で洗って、普通にしゃべっていましたから。私は死ぬときは、もっと弱るものだと思っていたんですよ。

森永　ずっと普通に来て、ドンと落ちるっていう感じ。

倉田　割とそうですね。もちろん、体力自体は徐々に落ちていくから、亡くなる10日ぐらい前に初めて自転車に乗れなくなったし。でも、それ以前は自転車を乗り回していたから。ずっと、しゃべりは普通にできていたし。イメージとしては、トイレも行けなくなるとか、寝たきり介護の期間があるんだと思っていたけれども、それが全然なかったんで。そういう意味では、亡くなったのは急でしたね。

森永　ふーん。

深田　最後の息を引き取る前までは、亡くなる感じではなかった。普通だったと。

倉田　もちろん普通ではないけれど。あるとき深夜に病状が悪くなって訪問医に来てもらったんですよ。そのときに、「朝まで持たないでしょう」と言われたんだけれども、朝には意識を取り戻して、「俺、昨日、ヤバかったよね」と言ってたんですよ。

深田　そうなんですね。

倉田　亡くなる一週間ほど前にも似たようなことがあったし、そのときも無事に回復しているから、今回が最期かもしれないとは、やっぱりわかんないですよ。
そういう意味では、私も彼が具合が悪いことに慣れてしまっていたことはね、少し後悔というか……。一回一回、もっと……もっと深刻に考えれば良かったのかなとか、思ったりはしています。

深田 でも、ご主人はあんまり深刻にされたくなかったんじゃないですか。

倉田 もちろんそうなんだけれど、なんかもったいないんだよね。まだまだ、これからの日々もあるだろうと思っていたから、ないんだったらできることはいっぱいあった。もっと丁寧に……。亡くなる前日にね、お昼に、「コンビニのチキンの新作が出たから、それを食べたい」と言って。

深田 (笑)。かわいいですね。

倉田 それを買いに行ったんですけれど。その新作がなくて、普通のヤツを買ったんですよ。で、帰ってきたときに、「新作なかったからまた買ってくるよ」みたいなことを言って。彼もちょっとまあ残念がったけれど、「食べてみたかったな」とか言ってそのスタンダードのヤツを食べたんだけど。でも、それが最後になっちゃったから。

深田 食べそこねたんですね、新作。

倉田　新作。だって、その話をしたのは亡くなる前日だから。だから、丁寧にもっとお店を何軒も回ってね、買ってあげたら良かったな、とかね。食べさせてあげたいものはいっぱいあった。

深田　なるほど。そういうのは、心残りになりますよね。でも、逆に、新作食べにまた生まれてくる楽しみができたかもしれないですよ。ところで、森永先生は、お金の管理のこととか口座のこととか、奥さんに教えていらっしゃるってことなんですけれど。そういう遺産の整理というのは、亡くなられる前にご主人と話し合われたりされたんですか？

倉田　うちは遺産が全然なかったから。夫が亡くなったとき見たら、夫の口座には20万円しかなくて。翌月、10何万の請求が来たから。だからそういう遺産の整理は全然、何もする必要がなかった。

深田　けっこう、シンプルに。

倉田　なんにもない。なんにもないって胸を張って言える。そういう人でしたからね。

深田　（笑）。

森永　でも、今の話を聞いてすごい意外だったのは、私も少しずつ弱っていくのかなと思っていたんですよ。実は、私、今日も収録が終わってすぐ帰らないといけないのは、医者が訪問で2週間に一度、来るんですね。1週おきに訪問の医師が来て、翌週は訪問の看護師が来るというスケジュールになっています。

ガン宣告された後に、そのお医者さんが何て言ってたかというと、「ホスピスはどうしますか」です。要するにもう、じわじわ弱っていって、歩けなくなっていって、という予測だったようなんです。どうもね、転移してると、それだけで要介護3に認定されるみたいなんです。実際私も今、要介護3なんですけど。

深田 でも、森永先生はとてもお元気で（笑）。

森永 要介護3っていうのは、他人の介助なしに暮らしができないレベル。なんでおまえ、こんな体調なのに埼玉から東京へ行ってるんだ、みたいな話なんですけれども。だから、じわじわというふうに弱っていくとは、必ずしも限らないという。

倉田 必ずしも限らないみたいですね。

深田 でも、「最後の10日間は自転車にも乗れなくなっちゃった」とおっしゃってましたよね。

倉田 だから、やっぱりゆっくりしか歩けなくなったし、駅前の本屋に行くのに、手をつないで、私をつえ代わりにしながら、ゆーくり歩いていったりもしましたね。亡くなる1

週間ぐらい前かな。

森永　でも、本は読んでいたんですか。

倉田　本はギリギリまで読んでいましたよ。『週刊文春』、『週刊新潮』を毎週読む人だったから。亡くなる前日も、全部読んでるし。私が買いに行ったけれどね。

深田　読書家だったんですね。

森永　でも、そういう知的好奇心だとかがなくなっちゃうと、バタッと来るので。やっぱりご主人は、ずっと前向きに生きるっていう気持ちは最後まで失ってなかったということですかねえ。

倉田　でもね、森永さんと違ってね、「早く死にたい」とはずっと言ってましたよ。もう俺、思い残すことは何もないから早く死にたいな、みたいな感じで。そういうタイプでした。

深田　えーっ！　そんなこと、言わないでほしいですよね。

倉田　私としては、死なくさせることは不可能だから。「もし、死にたくないよ」と言われたら何にもできないから、すごく苦しかったと思う。だけど、「痛くなくて死ねるボタンがあったら、今すぐ押す」と彼はよく言っていた。そういうスタンスでいられると、なんかね、身内としては、ちょっと楽というかね。

深田　うーん。

倉田　だって、どうしようもできないことを言われるのは、やっぱり辛いから。「痛くないようにしたい、もう痛いのだけが嫌だ」という人だったので。痛いのを何とかするということは、できるかもしれないでしょ。そっちは可能性があるから。

森永　相当、痛かったんですよね。

倉田　いや、そうでもないんです。「痛い」みたいなこと、周りには言ってましたけれど、それは人に会いたくないから、そういう方便として使ってただけで。そんなに痛みもね、最後まで激しくなかったです。

深田　ああ、本当ですか。良かったですよね。

倉田　一番痛かったのは、胆管にステントを入れる手術に失敗したとき。そのときはめちゃくちゃ痛くて、もう「今、死に場所を探している」と病院を徘徊しながら電話があったぐらいだったんだけれど。家にいるときは、そこまで痛くてヤバいっていうことはあんまりなかったですね。ただ、食べ過ぎてお腹が張って苦しいのは毎日のようにありました。

深田　あはは。食欲はあったんですね。

倉田　食欲はむちゃくちゃあった。

森永卓郎は元気になっている

深田　それはすごいです。森永さんは、食欲はどうなんですか。

森永　食欲はあるんですけど、すぐお腹がいっぱいになっちゃうんですよ。

倉田　そこでちゃんとやめられるからいいよね。あと、うちの夫、胃と小腸をつなぐバイパス手術もしていたから十二指腸が圧迫されちゃって、食べ物がもう通らなくなっちゃっていたから。森永さんはそういうのもないんでしょ？

森永　ないです。

倉田　だから、森永さんは全然、健康そうよ。

深田　以前は弱々しかったんです。24年４月に初めてお会いしたときは、一歩一歩がすごくスローで。つえを持つ手がこう震えていて、「大丈夫ですか？　呼び出して良かったのかしら」と、一歩一歩、ハラハラしながら歩みを見守ってたんですけれど。今、つえを飾りのように手で持って、スタスタ歩いて登場して。「実はそのつえ、いらないでしょ」と思いました（笑）。

倉田　そうなの。

森永　でも、遅いことは遅いんですよ。先週ね、所沢のビックカメラで日替わり提供商品のデジカメを、午前10時から限定5台で格安販売するというんで、並んだんですよ。

倉田　並んだの⁉　さすが。

森永　私は1番に並んでたのに、エスカレーターで上がっていくときに、若者2人に抜かれたんで、むかついたんですよ。

倉田　あはは。

森永　でもねえ、頑張ったんですけれど全然かなわないので。普通の人よりは全然遅いです。

深田　稼いでるんだから、別に並ばなくても買えるでしょ。

森永　いや、ゼミの合宿の景品でデジカメを用意してたんですが、学生から連絡があって、家に持って帰ってふたを開けたら、中身が入ってないって。

倉田　えっ、それは悲しいね。

森永　なぜだかわからないんですけれど、すぐ穴埋めしなきゃいけない。だけど今、みんなスマホで写真を撮るようになっちゃったんで。デジカメ自体のブツがないんですよ。それが最後の叩き売りで、日替わり５台で出ていたので、「何が何でもゲットするぞ」という強い意志の下《もと》に行ったんですけれど。

倉田　そういう強い意志、きっと大事ですよ。

森永　やっぱり意志が大事だと思います。

倉田　体、動かしてね。ちゃんと並んで。

森永　私は３着だったんですけど、２着の兄ちゃんに、「森永さんですよね」と訊かれたので、「そうです。あなた、抜きましたよね」とちゃんと言いました（笑）。

倉田・深田　あははは。

深田　バレちゃったね。

森永　バレちゃってるという。

好きなものを食べるのが一番

深田　でも、そうやって毎日、面白いことを、楽しいことをやって生きているって、普通の人より幸せですよね。

森永　どうなのかね。ただ、やりたい放題になったのは間違いないので。自由に生きてます。

倉田　食べたいものを食べてね。だって私がご一緒にラジオをやっていた頃は、めちゃくちゃストイックなランチを召し上がっていて。なんか、厚揚げサンドみたいな、パンじゃなくて。厚揚げにお肉かツナかなんか、そういうものが入っていて。タンパク質しかない。糖質はどこへ行っちゃったのみたいな。「えー⁉　美味しそうだけど、そんなものばっかり食べてるの？」って。

森永　そうそう。

深田　それはダイエットですか。

森永　そうです。当時、ライザップをやっていたので、糖質は摂れなかったんです。徹底的に糖質を減らして、体重を落としたんですよ。

倉田　ストイックに頑張っていた。

森永　今はもう「医者から糖分を摂りなさい。間食もガンガンしなさい。とにかく体重を落とさないことが最優先です。野菜も食わなくていい。効率が悪いから」と言われていて。

深田　あははは。じゃあ、お菓子もいっぱい食べていいんですね。

森永　ただ、お菓子をいっぱい食べると、今、ご飯が食べられなくなっちゃうんで難しいんですよね。だからもう、かみさんは怒るんですけれど、本当はね、食べ放題に行きたいんですよ。いろいろなものをちょっとだけ食べる。

倉田　ちょこちょこ食べしたい。いいと思うけど。

森永　例えば、カレーとかは、スプーン1杯しか食わないんですね。焼肉も1枚とか2枚しか取らないので。ただ、食べ放題はいろいろなもの、焼きそばとか、いろいろなものが食えるので私は満足なんですけれども。かみさんは金をドブに捨てるようなもんだと。だって、お店は丸儲け。量的にはほとんど食ってないんですよ。原価率5パーセントぐらいの感じで儲かるんだと思うんですけれど。

深田　奥さん、今、見送る側として、バイキングに行って、せめて好きな物を何でも食べてほしいじゃなくて、「もったいないじゃないですか」が中心に来ちゃう?

倉田　あはは。しっかり者ですね、奥さま。

森永　そうですね。うちのかみさんはかみさんで、肉とか一切、食わないんですよ。だから……。

深田　元が取れない。あははは。

倉田　2人して元が取れないんだ。

森永　そう。だから、われわれ夫婦が入ってきた瞬間に、食べ放題の店は「やったぜ」と思っているでしょうね。

深田　店側の勝ちですよね。

森永　もう、ボロ儲けだと思います。

深田　私も普段からビュッフェとか行くと、20種類ぐらい取って1口ずつ食べたいほうです。でも、それをやると母親に怒られます。

森永　怒られる。なんで？

倉田　なんで？

深田　一口だけと思って取ったつもりが、種類をたくさん取るので、結果的に残してしまったりするんで。「ちゃんと食べきりなさい」みたいな。「もったいないことしちゃ駄目」とか。でも、取る時は全部食べられる気がするんですよ。一口なので。

倉田　バイキングは夫が好きだったなあ。でも、彼が取ると、全部茶色っぽくなるんですよね。

森永　ああ、わかる、わかる。

倉田　わかります？　カレー、ギョーザ、チャーハン、ポテトの、黄色と茶色。赤も緑もあんまり入ってないみたいな。ケチャップの赤があったかなぐらいの。緑が全然、入らないし。いつもどうしてこんな取り方をするのかなと思って見ていたな。

森永　でも、茶色いヤツは量を頼まないといけないから。だって例えばカレーハウスに行って、スプーン１杯分くださいと言ったら、はっ倒されますよね。だから、それができるっていうのはいいなと思うんですよ。

倉田　そうね。バイキングだといろいろなものを食べられていいですね。

森永　そういうコースを作ってくれるといいんですけれど。

深田　１口コースですか。

森永　そう、そう。１口しか食べちゃいけないという。

深田　今、一番、食べたいものとか好きなものはあるんですか。

森永　私も茶色い系というか。でも昨日はね、かみさんが大幅に譲歩をして。「すき焼きを食いたい」と言ったら、すき焼きを作ってくれたんです。でも、かみさんはすき焼きの鍋に入っている豆腐とかエノキとかネギとかだけ食っている。

深田　奥様は草食系女子で。森永さんは茶色１口しか食べない。

森永　でも昨日はね、私は肉だけガンガン食いました。

深田　お肉を食べられるということは、かなり元気なんじゃないですか。

森永　ふるさと納税でもらった肉なんで。量が多いんで、ガンガン食わないと残っちゃうんですよ。

深田　ああ、なるほど。

倉田　ちゃんと生卵、つけて食べたんですか。

森永　はい、私は。うちのかみさんは生卵は死んでもつけない。嫌いなんですよ。

深田　お嫌いなんですね。

森永　こんなに食事の好みが違うんだってのは、一緒に暮らすようになって、初めてわかりました。

深田　その前に気が付きましょうよ。あはは。結婚する前に普通気が付かないと駄目ですよね。

森永　それまでは、平日はほとんど帰ってなかったんで。週末だけだったので、そんなにトラブルはなかったんですけれど、ずっと一緒にいるとトラブるんですよね。

介護について

深田　なるほど。でも、ご主人が調子悪くなられてから、一緒に過ごす時間は長くなったんですか？

倉田　必然的に少しはなりましたね。ずっと会社に行っていたから、そこまではないのですが。でもまあ、最後のほうは、特に長くはなりましたね。

深田　介護の時間が長くなると、やっぱり介護する側に負担というのがあるのではないですか？

倉田　でも私は本当、大して介護させてもらえなかったからね。

森永　そうなの。

倉田　なんか買ってくるとか、お茶を入れるとか、果物をむくとか、そんな程度で。寝たきりになってないから。

森永　着替えるのとかって、全部、自分で？

倉田　着替えるのは全部、自分でやれていました。

森永　普通のスピードでできてたの？

倉田　ゆっくりにはなったと思いますけどね。特に腹水が始まってからは、それまで着てたものが普通に入らなくなったから。ちょっと苦労はあったみたいですが、基本的には自分でやっていました。

森永　私も自分で着替えはできるんですけども遅いんで、かみさんがババッて着替えさせてくれると、5分の1ぐらいの時間で済む。家にいるときは、かみさんがいつも着替えさせてくれる。

深田　優しい。いま意外な、森永先生のちょっと可愛い一面を。

倉田　そういうちょこちょこしたことをやってくれる身近な人がいる状態は、絶対いいなと思うんですよね。

深田　なるほど、確かに。そういうのをやってくれるパートナーがね、見つかった当事者っていうのは、本当に幸せだなと。

倉田　結婚するときは、自分が弱ったときにこの人どうしてくれるかなというイメージとか、そういう想像はするんだけれど、逆はあんまりしないよね。パートナーが弱ったときにどうかとか、そこまでは考えない。でも実際、自分はそのことがとっても良かったことだから、私はもう別に、自分もそういう人がいたらいいなとは、今、大して思ってないんだけど。でも夫を一人にしなくて済んだことだけは本当に良かった。

深田　本当に優しい。私、以前に結婚してたんですけど、相手に風邪をひかれて、ゴホゴホとか咳をされると、嫌だなと思ってました。

森永　あははは。

深田　自分は看病されたがる割に、こっちが風邪をひいていて咳をしたら、相手は「空気が悪いから窓を開けよう」とか言って。「寒い」と言ってるのに、窓を開けるとか。

倉田　イライラする（笑）。

深田　自分が病気でも相手が病気でもストレスを感じる。そういう優しくない人間なので、ガン闘病のリアル、見送る側のリアルなお気持ち、本当に優しい、くらたまさんのお気持ち、聞けて、本当にリスペクトします。

倉田　相性が良かったからね。

好きなものを食べ、
前向きに生きる。
すると、
いつの間にか、
余命を
はるかに超えていた

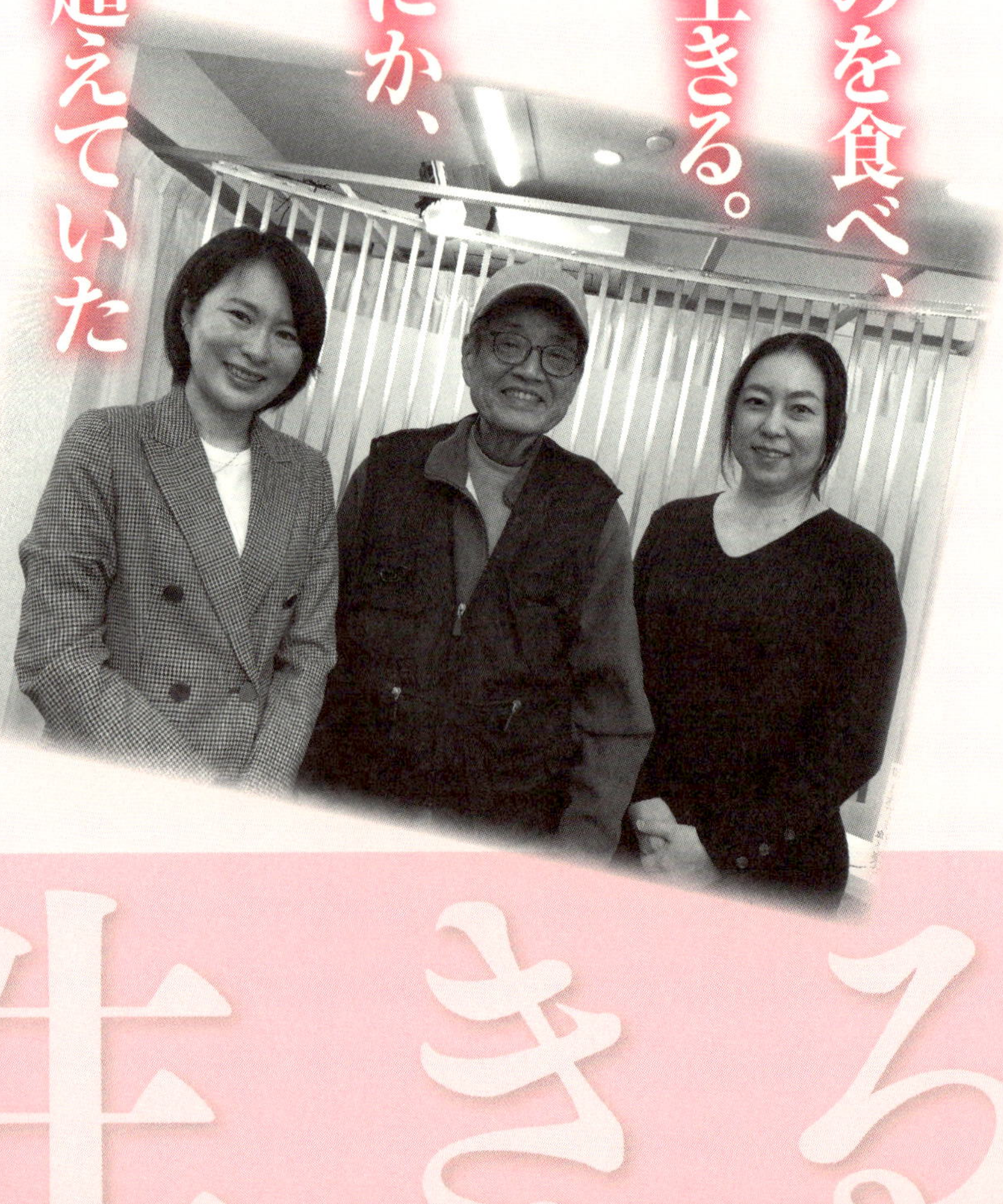

生きる

第5章
私が行った生前整理

2024年
9月23日

生前整理・本の始末

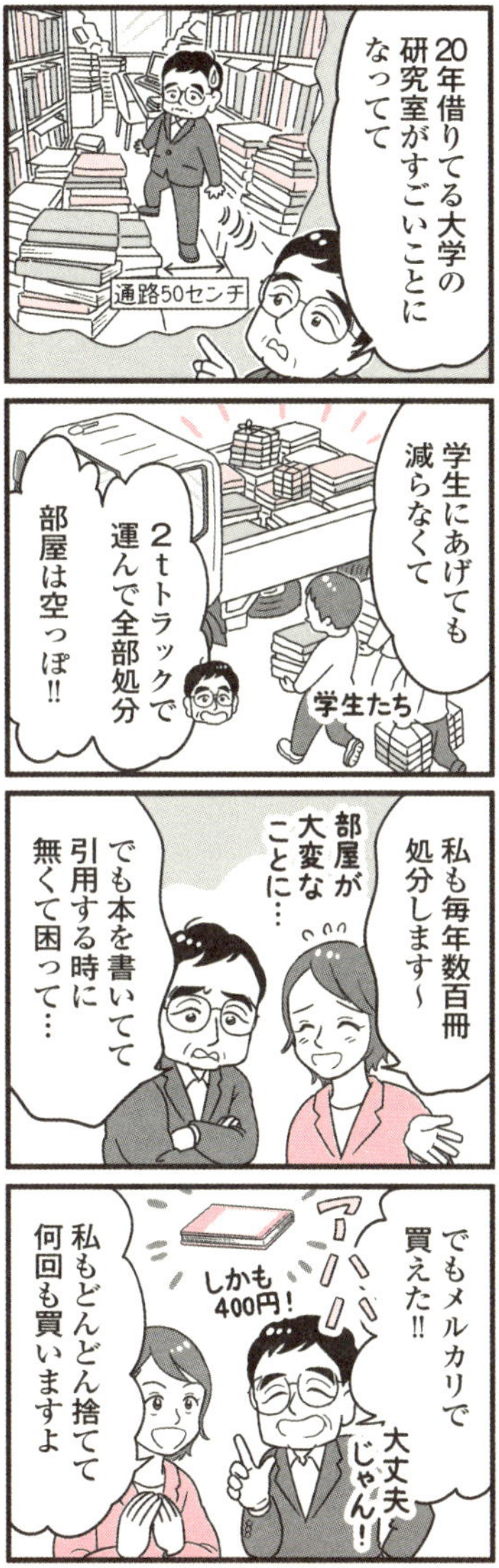
20年借りてる大学の研究室がすごいことになってて
通路50センチ
学生にあげても減らなくて
2tトラックで運んで全部処分
部屋は空っぽ!!
学生たち
私も毎年数百冊処分します〜
部屋が大変なことに…
でも本を書いてて引用する時に無くて困って…
でもメルカリで買えた!!
しかも400円!
大丈夫じゃん!
私もどんどん捨てて何回も買いますよ

家族の負担を減らすには、まずは身辺整理

深田　前回は、見送る側の気持ちの体験者として、くらたまさんのお気持ちを伺ったんですけれども。森永先生は逆の立場からいかがですか。

森永　先日実は、女性誌の取材があってですね、「自分が奥さんに、どういうふうにガンの告知をしたんですか」という特集を組むということで、いろいろな人に話を聞きに行っている、と言うんです。私がすごく驚いたのは、「みんな、奥さんにわざわざ伝えるんですね」ということ。うちは、その必要は全くなかった。なぜかというと、検査を受けるときも、診断を受けるときも、全部かみさんとセットで行動してるので。

病院に行くのも診察室に入るのも常にかみさんと一緒。ガンの告知を受けたときも隣にいました。医者に質問するのも9割以上がかみさんで、私はずっと横で黙って聞いていました。だから医者に、「これはあなたの話ですよ。何を他人事のように聞いているんですか」とちょっとキレ気味に言われました。

倉田　うちもそうだった。

森永　セカンドオピニオン、サードオピニオンを受けたときも、すべてかみさんが一緒でした。かみさんは表面的には気丈にしていましたが、内心はすごく動揺していたと思います。最初の告知後、すぐＬＩＮＥで子どもたちに連絡して、それから医者や私のマネージャーと話をして、一緒に動いてくれました。

結婚してから40年、夫婦の間で一切秘密を持たないことをルールにしてきたので、闘病中に体調が急変しても、かみさんがいたから安心でした。彼女がいなかったら、私はとうの昔に死んでいました。

深田　すごくいい奥さんですよね。

森永　そう。結局、40数年間一緒にいるんですけれども、うちのかみさんのすごいのは、私はもうずっと昔から、あらゆる女性に「モリタクはキモい」って言われてきたんですよ。絶対、嫌だと。男として受け入れられない、と。だから、何度もいろいろな女性にチャレンジして、全部、撃沈されてきたんですね。ところがうちのかみさんは、いろいろ文句は言うわけです。「おまえはアホちゃうか、何やってんだ」ということは、言うことは言うんですけれど、40数年間で、キモいって言ったことは一度もない。

深田　優しい。

森永　そこはすごいところで。ずっと一緒にいられる人はうちのかみさんだけなんですよ。

深田　なんか、それって、すごく相性がいいということじゃないんですか。

森永　そう。なんでそうなのかはよくわからないんですけれども。だから、結局、この人を何とか守らないといけないなというのは、すぐ思いましたね。でも、昨年12月に余命宣告があって、桜の花が見られないだろう、と……。

倉田　言われてましたね。

森永　「余命3カ月から4カ月」と言われた中で、抗ガン剤を打つまでは、別に思考回路もしっかりしてたので。どうやって整理をしていったらいいかなということを、ずっと考えていたんですね。で、（考えて）実際に実行したのは、今年に入ってからだったんです。

その頃、私にとって一つの衝撃だったのは、大学の同僚の教授が突然亡くなったんですよ。私もそうなんですけど、大学の教員はとてつもない数の本や資料を持っているわけですね。それが突然亡くなったので、奥さんはどうしたかというと、本当に毎日のように大学に通って、本の処理をしたんです。本というものは重いんですよね。だから、女性の力ではせいぜい10冊も持ったら動けないぐらい。大変そうでした。

深田　そうですよね。無理です、そんな。

森永　それをずっと繰り返して。こちらも遺品だから手伝いようもないわけですよね。そういうふうにして、ずっと大学に来られていて。

倉田　本を運び出すためだけにいらしていた？

森永　そう、そう、そう。

深田　引っ越し屋さんとか、頼まないんですね。お金がかかりますものね。

森永　ずっと、ご本人がやられてたんです。だから、これと同じ目にかみさんを遭わせるのは、ちょっとひどいなというか、かわいそうだなと思って。まず取りかかったのが、研究室をきれいにすることでした。だけど、もう大学の研究室は借りて20年も経っているので、同じ部屋でずっと仕事をしているとですね……。

深田　本がもう山積みですよね。

森永　本は山積み、いろんな日用雑貨も山積み。すごいことになっていて。私の研究室は、特にひどくて。壁にずっと本棚が並んでいるんですけれど、その前に二重駐車、三重駐車で。

深田　あはは。本が積み上がって。

森永　自分のパソコンの前に行くまでに、50センチぐらいの幅しかないトンネルをくぐって行くような状態になっていたんです。結局、今年に入って少し体調が戻った段階で、ゼミの学生は本当は研究室には立ち入り禁止なんですが、各学年の代表を数人ずつ呼んで、「何をいくら持って帰ってもいい」と。「好きなだけ持って帰れ」と言って。まず本を彼らに全部、渡したんです。

倉田 全部はけましたか。

森永 いや、2~3割かな。

倉田 2~3割が残ったの？　はけたのが2~3割？

森永 はけたのが2~3割。

倉田 まだいっぱい残ってるな。

深田 それでも2000冊ぐらい残ってるんじゃないですか。

森永 2000冊どころじゃ済まなかったんじゃないかな。数としては万に近かったと思うんですよ。大体、学生の選ぶ本を見ていると、難しいヤツは全然、持って帰らないんですよ。

倉田 まあ、そうでしょうね。

森永 『経済学原論』みたいな、何とか理論みたいなのは、一切手を付けなくて。もっとチャラい本は持って帰ったんですが。結局、そこでちょっと減らしたところで、業者に頼んで一気にやったんです。そのときは、かみさんも含めて６〜７人で午前中いっぱい、全部その作業に費やして、一気に処分しました。

倉田　処分は、売り払っちゃうとか、そういうこと？

森永　そうそう。結局、本当に８畳ぐらいの、そんな大きくない研究室なんですが、残っていた本だけで２トントラックの、ダンプみたいなヤツがもう山盛り。もう完全に上にはみ出してるんですよ。とてつもない量だったんですね。これを一人の人間が人手でやってたら何年かかったんだろう、というぐらいだったんです。ただ、業者の人に聞いたら、本は最も筋が良い生前整理ということでした。なぜかというと、本は売れるから。他のものは売れない。むしろ産業廃棄物として――。

深田　お金がかかっちゃう。

森永　お金がかかる。ただ、売れるにしても10万円弱ぐらいかな、お金、取られたんですが。けっこう大変でした。難しいんですけれど、もしもできるんだったら普段からやっておいたほうが、全然いい。

モノは必要なときにまた買えばいい

深田　私も定期的に本棚の本は処分をしてます。もう何千冊もあるんで。毎年、数百冊ずつ処分しないと、大変なことになるので。

森永　そうですよね。あふれるんですよね。ただ、ちょっと躊躇《ちゅうちょ》はあったんですよ。それは、新しい本を書いてるから、引用するときに原本が必要だったりするじゃないですか。

深田　わかります。

森永　その作業が終わった直後、『投資依存症』を書くときかな、どうしてもジョン・ガルブレイスの『バブルの物語――暴落の前に天才がいる』(ダイヤモンド社、1991年、新版2008年)という本を引用しなければいけなくなった。でもそのときに、学生が持って帰ったのか処分したのかはわからないんですが、なくなっちゃっていたわけです。ただ、世の中すごいなと思ったのは、メルカリを探したら、すぐ出てきたんですよ。しかも400円だったかな。定価よりもはるかに安かった。本を処分しても全然、大丈夫じゃないかと思った。

深田　そうですよね。私もどんどん捨てて、同じ本を何回も買うということがあります。

森永　だから、そういうふうに発想を転換しておくというのはいいのかな、と思います。今、大学の私の研究室は、20年前に借りたときのまんまです。なんにも物がない。大学の備品のパソコンとかソファとかはあるんですが、私物は1個もなくなりました。

倉田　見事な生前整理ってやつか。

深田　本当にすごいですよね。

倉田　でも大丈夫だよ。全然元気そうなんで。そんなことしなくて良かったなと、多分、何年後かに言っている気がする。森永さんはすごいお元気だもん。

森永　でも、くらたまさんの話を聞いていても、わかんないわけですよ。いつバタッていくか。

倉田　わかんないよ。でもそれはね、みんなそうだから。私も、萌絵ちゃんも、誰だってね。

父親の死で経験した預金整理の必要性

深田　森永先生ぐらいになると、むしろ相続のときの税金の計算とか、あの銀行の通帳はどこだろうとか、あの株はどこの証券会社に預けてるんだろうとか、そっちのほうが大変そうですね。

森永　それも並行して始めたんですよ。どうして並行して始めたかというと、父親が2011年、東日本大震災の直後に亡くなったんですけれども、最後、普段使っている父の預金が底を突いたんですね。介護施設に入って、月30万ぐらい取られていたので、父に「もうお金がないけれど、どうするの？」と言ったら、「お金はいっぱいある」と。「口座もいっぱいある」。だから、「どこに幾らあるの？」と訊いたら「それは、わからない」。「銀行の名前はわからないの？」と言ったら「それもわからないな」。「通帳はどこにあるの？」「それもわからないな」。「わからないじゃなくって、支払いがパンクするよ。どうすればいいの？」と言ったら、父が一言、「卓郎、おまえは今いっぱい稼いでいるんだから、取りあえず、おまえが払っとけ」と言うわけですよ。

それから1年弱ぐらいかな。ずっとうちで払い続けて、介護施設の支払いだけではなくて、他の、父親が使っていたインターネットのお金とか新聞代とか、なんかいろいろかかるのを全部うちが負担してたんです。

深田　それって、月に何十万円？

森永　40～50万は軽くいってたんじゃないかな。結局、父はうちで引き取ってから11年いて、結局、その間、父の口座に入ってる資金以外の費用は、全部うちで払っていました。多分ね、1000万単位で立て替えたんですけれど。でも、お金と株はいっぱいあると言ってたので、亡くなった後に届いた実家の郵便物を積み上げておいたんですね。2週間に一度、実家のマンションに行って、その郵便受けからリビングにバンバン入れる。そうしないと郵便受けがあふれるので。結局、そこで東日本大震災が起こって、仕事が全部キャンセルになって、私は暇になったんですよ。その日から実家のマンションに通い詰めて、郵便物を一つひとつ仕分けしていった。そして、銀行に「うちのおやじの口座ありますか？」という問い合わせをしていく作業を、多分3～4カ月かけてやったんです。

深田　えー、とてつもなく大変そう。

倉田　それでどうなったの？　すっごい結末を知りたいんですけれど。
深田　めっちゃ気になりました。
森永　結局、証券会社と銀行で、九つか十か、そのぐらいの数は見つかったんです。
倉田　やっぱりあったんだ。
森永　あったんですけれど、それがあるかどうか知るだけでも、まず相続人、全員の合意書を出さなきゃいけない。
倉田　大変なんだ。
森永　もっと大変だったのは、父が戸籍を置いていた全ての市役所の戸籍謄本が必要なんですよ。「なんでそんなものが必要なんですか？」と訊いたら、「だってお父さんに愛人がいるかもしれないじゃないですか」と銀行員が言うわけです。「愛人がいて、子どもがいると、そこにも相続権が発生するので、それがないというのを証明したい」と言うんです。「父には愛人なんかいませんよ」と言ったんですが、「それはあなたの主張ですよね」と。父は、佐賀県から神戸から東京から、もうあらゆるところに戸籍を移していて。その戸籍を集めるだけでも、えらい大変だったんですよ。
深田　もしかしたら、愛人がいたかもしれませんもんね。『だめんず・うぉ～か～』に取り上げていただいたうちの父だったら、隠し子がいるかもしれないと疑います（笑）。

森永　結局、開示を受けて、１０００万単位でお金が入ってた口座もあったんですが、一番ムカついたのが、某大手メガバンクの支店なんですよ。

深田　わあ、ムカつきそうですね。

森永　そう。情報開示を受けたら、残高が７００円しかなかったんです。私はその７００円のために、とてつもないコストをかけたわけですよ。

深田　あははは。

森永　そしたらね、銀行員がニヤッと笑うわけです。「これ、どうしますか」と言ったんで、そこで私、めったに切れることないんですけれど、そこでぶちキレちゃって。

倉田　見たことない、森永さんがキレているの。

森永　「もう放棄します！」と言って、銀行を飛び出したんです。７００円しかないのが銀行員はわかっているわけですよ。ただ、ルール上は教えられないのかもしれないけれど、やっても無駄だよっていう空気を漂わせろよ、おまえ！

深田　あははは。そうですよね。見送った側の気持ちとしては、死ぬ前に、どの銀行のどの支店に幾ら入っているのかは、ちゃんとメモぐらい残しておいてほしい、という教訓ですよね。

銀行のシステムが変わり、死後整理は大変

森永 そうなんです。そのおかげで、私はすぐに資産リストのメモを私の分とかみさんの分、2枚を作って、ファイルにして、かみさんにも渡したんです。私の分は私のパソコンに入れていたんですね。かみさんに渡したのは忘れてたんですけれども……。一昨年、そのパソコンが突然死したんですよ。

倉田 えっ⁉

森永 そのときは、真っ青になりましたね。どうしよう、と。ところが焦っている私を見て、かみさんが、「私のところにバックアップがあるんじゃないの」と言って、事なきを得て。それをコピーして、今、紙で保存しているんですけれども。

倉田 そういうのはね、紙のほうが安全だったりしますね。

深田 ですよね。

森永　それで、自分で経験しているから、これは大丈夫だと思っていたんですけれども、実はその預金口座の整理をしに行くと、また新たな困難が。

倉田　何だろう。何？　何？

森永　父のときの経験で、あちこちに口座を持っていると、もう後が大変だっていうのがすごくわかったんですね。だから私の結論は、全部、一本化しようと。解約して一本にしておけば、手間はかからないわけですよ。

倉田　確かに。

森永　ただ、私の予想と大きく違っていたのは、父が亡くなった13年前と現在では銀行の窓口というのが激変していたんですね。

深田　あっ、今、窓口があまりないですよね。

森永　そう。昔は、銀行の支店に行って「これ、解約したいんですが」と言ったら、「じゃあ、こっちで」とやっていたんですけれど、今、予約しないと銀行に入れてくれない時代になっちゃって。

倉田　確かに。予約の話は聞きますね。

深田　しかも、最近は銀行の予約が取れませんよね。

森永　そう。２週間先とか言うわけですよ。

倉田　いきなり飛び込みで行っても、相手にしてもらえないんですか？

森永　最初、飛び込みで行ってたんですが、飛び込みで行くと、３～４時間は平気で待たされる。

倉田　えー、それはきついな。

深田　本当に、今そうです。通ってた銀行があって、いつも通りに行くと、窓口が突然なくなっていて、「別の支店に行ってください」となっていたり、予約システムもネットになったりしていて。スマホを持ってない人とか操作に慣れてない人は、もう銀行に行くことすらできないという時代になっているんですよ。

倉田　そうなんだ。

森永　そうなんです。だから、まず予約して行く。アポイント取るだけでものすごい時間がかかる。私も10個ぐらい口座があったんですけれども、そこの予約を入れるだけで大変だったんです。

しかも、行って「解約したい」と言ってからが一苦労でした。私はこの銀行のこの支店にこの口座があるというリストは作っていたんですけれど、その他の管理がずさんでした。

通帳と印鑑とキャッシュカード、全部がそろっていれば割と早いんですけれど、そろってないととてつもない時間がかかるんです。

倉田　それは、通帳や印鑑なんかがどこに行ったか、わかんなくなっちゃっていたの？

森永　例えば、昔の通帳には印鑑が押してあったでしょ。今、ないんですね。だからどの印鑑かがわかんないわけですよ。

倉田　確かに。

森永　銀行に行って、印鑑を束で持っていって、「これですかね、これですかね」とやっても1個も合わないということが何度も起こって。

倉田　束の中に入ってなかったんだ。

森永　今、振り返るとね、本当に根こそぎ持っていけば良かったんですが、印鑑の中で、ふざけて作ったネコちゃんのスタンプみたいなのがあったんですよ。私の口座はそのネコちゃんが銀行届け印だった。そんなことは夢にも思わなかった。

深田　ネコ印鑑（笑）。

倉田　当時のことを忘れていたんだ。

森永　当時、ふざけていたんだと思うんですよ。

深田　それで銀行口座を作っちゃったんですか。

森永　それはもう、みっともないから外して持っていかなかったんですけれど。

倉田　でも、それだったんだ。

森永　それだったりして。

深田　あはははは。

倉田　そうすると、二度手間、三度手間だね。

森永　印鑑がないと、改印届っていう、印鑑を改める届けを出して。ひどいところだと、手続きに1カ月ぐらいかかるんですよね。さらに、暗証番号を忘れちゃっていた場合、ネット銀行、ネット証券はそうなんですけれども、これも直すのに、パスワード変更だけで1カ月近くかかる。

深田　死ぬ準備だけで、死ねないじゃないですか。

森永　そう。だから、とてつもない時間がかかって。父のときに、4カ月ぐらい時間がかかって、これを繰り返しちゃいけないと思っていたんですけれど、実は私も預金口座の一本化だけで4カ月かかった。

深田　あはははは。大変ですね。

森永　だから、元気なうちになるべく絞っておくか、じゃなかったら、通帳と印鑑とキャッシュカード、あと、パスワードもしっかり記録して、フルセットで持っておく。どっちかをやらないと、後々、痛い目に遭うぞ、という。

倉田　でも、防犯上ね、どうしても通帳と印鑑って同じところに入れたくなかったりとかね。なかなかね。口座をいっぱい作ると大変ですね。

人間関係の整理について

深田　あと、当事者として、こういうことをされたら迷惑だっていうのは、お薬とか治療法の話以外に何かありますか。

森永　困ったもう一つのことは、人間関係の整理。かみさんはちょっと別にして。例えば、20年前に会社で同僚だった人が、突然メールを寄越して、元気づけるために飲みに行こうぜ、と言う。だけど、当時も飲みに行ったことなんかないんですよ。なんで今までね、例えば、20年間、何の連絡もなかったのに、突然、誘ってくるのか。

倉田　それと同じようなことを夫も言っていた。今まで何もないのに、ガンを告知されたということを公表してからは、「何年前に付き合いがあった何々です。お礼を言いたいから、ちょっと会いませんか」とか「ランチでも行きませんか」という人が来るんだけれど、「もういいから」と夫はほとんど断っていました。「親しくもないのに、会いに来るなんて、そういうの、俺は面倒くさい」と。「重病で、寝たきりだから、会えません」と、けっこう、周りにも言っていましたね。実際は会社に行っていたんですが、そうやって会いたいって人をシャットアウトしていましたね。元気な頃は、面白半分で親しくない人とも会うこともあったんだろうけれども。

深田　ニュースで『余命何カ月』と流れると、全然、親しくもない人が殺到するっていうのは、それはそれでちょっと迷惑ですね。

倉田　だから逆ならいいですよね。こっちが会いたいという人と会って。うちの夫は、それをやってました。病気を告知されてから、1年半ぐらいは、ずっと会いたい人に会い続けていて。もう残ってないかと言っていたな。今年に入って1人だけ、あいつだけには会えなかったなという人がいたけれど。でも、大体、会いたい人には会えていたし。

深田　私は、ご主人のニュース「くらたまに仕事をよろしく」という、あの記事を見て。

倉田　あはは。夫らしくてね。

深田　あれを読んで、ご主人の思いをちゃんと果たさなきゃと思って。この本も含めてです。

倉田　ありがとう。夫はお金を残してくれなかったけれど、そういうことは言ってくれてましたね。

深田　優しい。

倉田　仕事で誰かに会うたびに、いろいろな取材を受けるたびに「くらたまに仕事を回してやってくれよ」って。

深田　スイートなダーリンでしたね。

笑うこと、それは何よりの薬です。

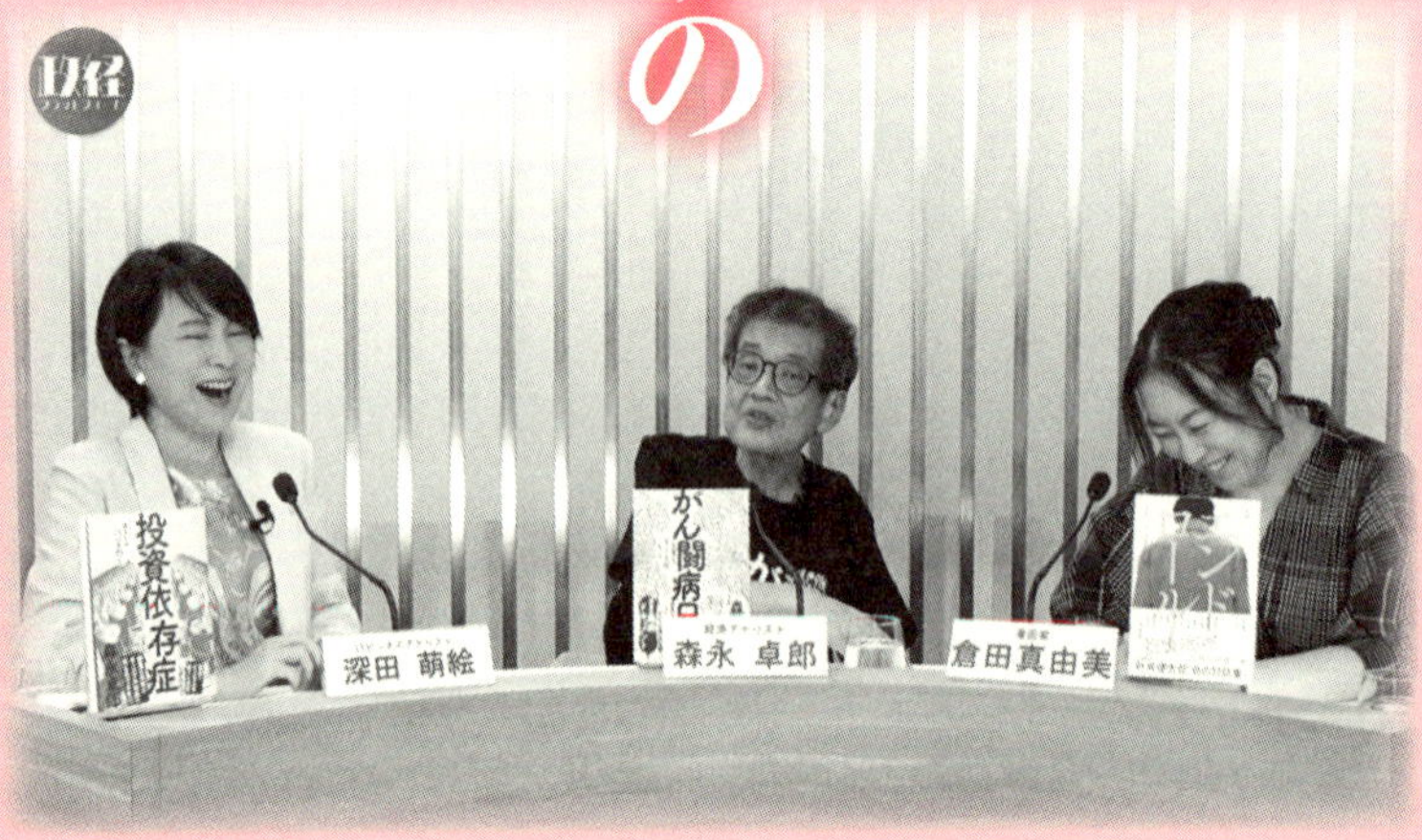

生きる

第6章

前向きに生きていると、免疫も上がる

2024年
10月7日

死ぬまでにやりたいこと

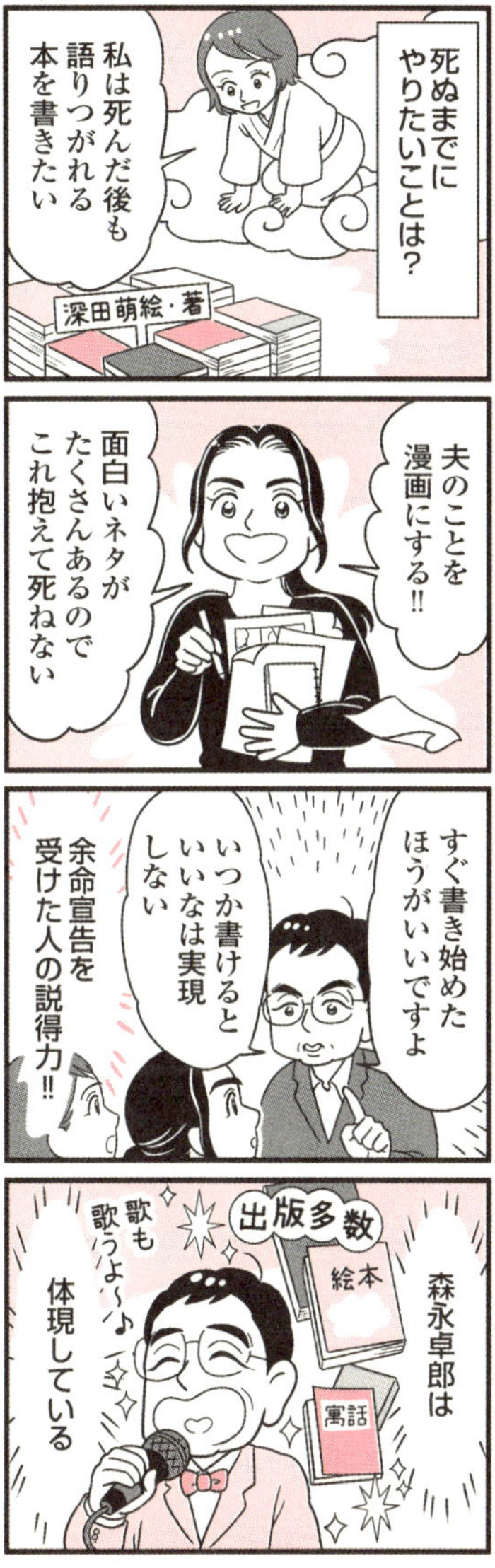
死ぬまでにやりたいことは？
私は死んだ後も語りつがれる本を書きたい
深田萌絵・著
夫のことを漫画にする!!
面白いネタがたくさんあるのでこれ抱えて死ねない
すぐ書き始めたほうがいいですよ
いつか書けるといいなは実現しない
余命宣告を受けた人の説得力!!
森永卓郎は
出版多数
絵本
寓話
歌も歌うよ〜♪
体現している

死ぬまでにやりたい3つのこと

深田　生きていて、余命宣告をされるなんて、思ってもみないことだと思うんですよ。余命宣告をされた瞬間に、「あっ、生きている間に自分はこれをやらなきゃ」みたいな、そういうことって、パッと思い付くものなんですか。

森永　私の場合は、抗ガン剤が合わなくて、ものすごくひどい状態で、翌日生きていられるかどうかわからなくて、思考能力も劇的に落ちていて、死にかけたときに『書いてはいけない』という本の執筆が9割方できていたので、何が何でもこれは完成させたいということしか頭の中にはなかったんですね。

倉田　それが一番なんだ。

森永　ただその後、気付け薬のようなものを点滴して、考えることができるようになった。そこで思ったことというのが、ゼミの2年生を受け入れてしまっていた。余命宣告をされたのが12月で、4月から授業が始まるので、彼らにはまだ1回も授業をしていないんですよ。彼らをゼミに採用しておいて放置するのは、あまりに無責任だなと思った。

半年間あれば、「モリタクイズム」を伝えられるので、半年間は何が何でも生き残らなくてはと思ったんですね。できれば、彼らが卒業する、あと2年半後までは頑張れたら理想的なんですが。もう一つは、ラジオ。私は今、ラジオのレギュラーを6本やっているんですけれど、リスナーさんたちから「勝手に辞めんじゃねえぞ」と言われて。

深田　（笑）。

森永　おまえの声が生活の中の一部を構成しているんだから、頑張れ。だから私は実はラジオは1日も休んでないんですよ。

深田　えー、ガンになってから、1日も休んでないんですか。

倉田　森永さんらしいなあ。

森永　はい。入院していたときは、もう、（体につながれたたくさんのチューブで）スパゲッティ状態だったんですね。

ガンの治療をするための入院ではなくて、最初、抗ガン剤を打って、それがたまたま私の体に合わなくて、ガタガタになっていたのを治療ができる状態に戻すために2週間入院していた。そのときには、もうチューブにつながれた状態のまま、ずっと病院から放送を続けたんです。

深田　すごいですね。その精神力を少し学びたいですね。

倉田　1日もお休みになってないんですか。

森永　普通の大部屋でラジオの生放送なんかできないじゃないですか。だから、個室を借りて、最初は個室代のほうがラジオのギャラよりずっと高いみたいな状況でした。

倉田　ヘロヘロのときも働いていたんだ。

森永　ずっと、1日も休まずに働いてます。

深田　それがある種の病気ですよ。

倉田　真似でもできないわ。

深田　ガン以上に重度のワーカーホリックという病気だと思いますけれど（笑）。

森永　自分にとってのこの3つの課題が見えたとき、やっぱり、いろいろな人が言うように。「ガンで死ぬのはある意味で幸せだな」と。それは、余命宣告をされると、残ったものに対してどう始末をつけるのかを考える余裕があるということです。

深田　逆算することができるということなんですね。

森永　そうです。

倉田　それを幸せというか何というか微妙ですけれどね。どういう視点で言うかかな。

森永　まず身辺整理に取り掛かって、大学の研究室の本、資産関係。先にお話しましたように全て終わりました。人間関係もどんどん減らしていかなきゃいけないんですけど、逆にいろいろ寄ってくる人もいっぱいいます。

深田　そうですよね。私も森永さんがガンになられてから、こうやってお会いできているわけですから。

森永　もうね、大変なんですよ。うち、ガン関係のこれを読めば治るという本が何百冊も来てるし、これを飲めば治るという水も何十リットルじゃきかないぐらい来ていて。今ね、これは別に邪魔にならないからいいんですけれども、全国の神社のお守りが、ずらっーと並べて飾ってある。

深田　コレクションになっているんですね。

森永　そのうち、B宝館に飾ろうかなと。

倉田　それもありだな。

免疫の3割は前向きな心、やる気

深田 今、お二人で本を書かれていらっしゃるんですね。

森永 本というか、寓話集を出そうと思っています。文章は私が書いていて、絵をくらたまさんに描いてもらっているんです。

倉田 でも、この経緯って、この『政経プラットフォーム』で決まりましたからね。

深田 （笑）。そうですよね。

森永 そう、そう、そう。

深田 いや、森永さんが寓話を書いているとおっしゃっていたので、私はずっと、くらたまさんが挿絵を描いてくれないかなと思ってたんですよ。

倉田 本当は別の方が決まってたんだけれど、その方が駄目になっちゃったんですよね。

森永 そうなんです。得体の知れない圧力が掛かってきたんです。寓話なので、子ども向けじゃなくて、大人向けなんですね。原発の話とかも遠回しに批判している部分があるので、そういうことにイラストレーターを巻き込みたくないという理由です。

倉田　あっ、そういう理由だったんだ。

森永　はい。いろいろ調べたら、そういうことだったようです。

倉田　専業の絵描きの方じゃないからね。

森永　ただですね、寓話集というのは、実はこの本が日本初なんです、恐らく。

深田　2人で日本初の偉業に。

倉田　なんか私の絵だとどうしても、私、イラストレーターではなくて漫画家だから、ちょっと漫画っぽい感じになってしまうのですが、お話がすごくわかりやすいので、とっても読みやすい本にはなると思う。

深田　でもなんか、くらたまさんのシュールなタッチが合うんじゃないかなと私は思います。

森永　でも絵はいつものギャグタイプではないんですよ。

倉田　ギャグではないです。

森永　ちょっと新しいくらたまの世界というのがそこに表現されていて、これはかなりいけるんじゃないかな。だから、取りあえず、28話をつくって、今、もう最終印刷に向けて突っ走っているというか。あと何日ぐらいでできそう？

倉田　どうなんだろう？　ともかく、イラストの点数が多いんで、けっこう大変なんです。

森永　80点ぐらいですよね。

倉田　そうです、80点以上はあります。半分はもう書いたので、あとちょっと頑張ります。

深田　でも、そうやってやりたいことやっていると、なんか元気になりませんか？

森永　そうなんですよ。私がすごく実感したのは、『書いてはいけない』と『ザイム真理教』がバカみたいに売れて、出版社からオファーがいっぱい来たんですね。8月に実は13冊書いたんですよ。ただ、私は書くのが早いんですけれども、13冊っていうのはかなりの分量で。

倉田　大変ですよ。

森永　結局8月は1カ月間、全部完徹したんです。

倉田　いつ寝ていたの？

森永　だから、寝てないんですよ。ちょっと3時間ぐらい寝落ちするのはあったんですけれど、ずっと書き続けた。

倉田　じゃあ、ずっと働いて、ときどき寝落ちしても、ずっと原稿を書き続けていたの？

深田　森永先生は、いつメールしてもすぐ返事が返ってくるんですよ。深夜3時ぐらいでも、返ってきます。

倉田　えっ、そんな生活を？

森永　これは、お医者さんに言わせると、ガンの末期患者がやることではない。一般の人でもやることじゃないんですけれども。

倉田　やらないです。聞いたことないですね。

森永　でも、それをやって何ともなかったというか、むしろ、体は調子良くなったんですね。なぜかというのをお医者さんたちと話してて、まあ、少なく言う人でも免疫の３割は前向きな心、やる気だと。駄目だ、駄目だと思うと、本当に駄目になってしまうのですが、なんかやりたくて、アドレナリンが出てる状況で、前向きに生きていると、免疫も上がるんです。

倉田　すごいよね。本当にすごい。だって、お会いするたびに元気になって。

深田　どんどん元気になっていらっしゃいますよ。

倉田　さっき、お腹を触らせていただいてびっくりしたの。だって、前回ちょっとね、腹水が本当に小さくなっていて驚いて、触らせていただいたんですが、まだやっぱり腹水が残ってる状態だった。腹水は、夫も最後のほうはあったからわかるんだけれど、お腹が硬くなるの。水でパンと張る。だから前回はやっぱり硬さがあったのに、今日、さっき触らせていただいたら、ふわふわしていて、「えっ、もう腹水、全然ない！」と思って。

森永 だから、体重は減ってるんですよ。昨日測ったら、48・1キロしかなかった。

深田 すごいですね。

倉田 でも、それは水が抜けてる量だと思う。

イソップを抜いて、世界一の寓話作家になるぞ

森永 小学2年生のときの体重です。体調は絶好調になって、寓話は28話書いた後も次から次にアイデアが生まれてきていて。

倉田 森永さんは「奇跡の人」として教科書に載るよ。

森永 先月、沖縄に行ったときに沖縄で寓話を3つ思い付いて書いたんですけれど、昨日、スーパー銭湯に行ったんですよ。

深田 またスーパー銭湯ですか。

森永　スーパー銭湯には寝湯があるんですけど、ひっくり返っている間に4話できました。

倉田・深田　おーっ！

森永　だからもし、くらたまさんとの寓話集が売れれば、第2弾が。

倉田　第2弾ができる。

森永　第2弾は、文章のほうはすぐにできる。あとはもう、くらたまさんがどれだけ早く絵が描けるか。

深田　そうですね。

倉田　いや、でも、頑張ります。ていうか、日本初なんだ、寓話集。

森永　世界でもほとんど例がないんですよ。

倉田　そうなの、確かにイソップぐらいしか思い付かないもんね。

深田　確かに。

森永　イソップは、七百数十話書いたというふうに言われているんですけれども、どうも地元の民話とかパクッていて、本当にイソップ自身が書いたのは数十しかないという説もある。だから、もう既に。

倉田　世界一かもしれない？

森永　そう、そう。だって、日本で寓話作家は聞いたことないでしょう。
倉田・深田　ないですね。
倉田　ないね。なんか星新一さんとかもそれっぽいものはあるけれどもね。
森永　寓話っぽいものはつくっているけど、寓話専業じゃないんじゃない。
倉田　確かに。SF作家です。
森永　SF作家が本業だから。だから、私は新たな道を切り開くのです。
深田　そうですね（笑）。
倉田　日本初、世界一みたいなことになりますね。
森永　そうそう。だから、取りあえず打倒イソップというのが、一つのテーマ。
深田　世界のイソップと戦うんですね。
倉田　すごいよね、本当ね。
深田　すごいですね。でも、寓話の次のもっともっと別の野望はないんですか。これをやるぞ的な。

図鑑シリーズに歌手活動、くらたまとの漫才

森永　寓話をやりながら、実は例えば、今、絵本も作っているんです。これは、子ども向けの本（『絵本でわかる経済のおはなし　バブルが村にやってきた！』講談社の創作絵本・イラスト、林ユミ・２０２５年1月23日発売）。いろいろ制約があって大変なんですが。その他にグリコのおもちゃの図鑑。

その図鑑と並行して作っていたトミカの図鑑は２０２４年10月31日に出版されました（森永卓郎　トミカコレクション　ｖｏｌ．４、八重洲出版）。マジョレットというミニカーがあるんですね。食玩と言って、スーパーのお菓子売り場で売っている。来年はそれの図鑑も作るという。だから、図鑑シリーズが続々と続きます。

倉田　おもちゃ図鑑シリーズか。

森永　はい。あと、歌手活動というのもあって。

深田　（笑）。

森永　昨年の6月に東京国際フォーラムのホールAで3曲、歌ったんですよ、。お客さんが4000人。もう気持ちいいなんてもんじゃないんですよ。ニッポン放送の社長のところに直談判に行って、「次は、東京ドームでやらせてくれ」と言ったら、下を向いて黙っちゃったんですよ。

ただ、諦めてはいけないと、先ほど、番組にうつみ宮土理さんがゲストでいらしてたんで、中目黒にキンケロ・シアターという、愛川欽也さんがつくったいい劇場があるんですよ。そこをお願いして、一応、うつみさんの個人的な判断では貸してもいいと。

倉田・深田　おーっ！

倉田　そこでコンサート？

深田　人生楽しみすぎじゃないですか。

倉田　いや、素晴らしい。

森永　自分の体だから良くわかるんですが、やっぱり目標を失ってしまうと駄目なんです。

倉田　私たち、前に漫才やったじゃないですか。

森永　はい。

倉田　来年、やりませんか？

森永　でも、くらたまさんが解散するって言って降りちゃったんですよ。増上寺のイベントで、それこそお客さんが1000人以上いましたよね。

倉田　もっといたんじゃないですか。

森永　前にもお話をしましたが、私とくらたまさんで「もりたま学園」というユニットをつくったんですね。本当はくらたまさんが台本を書く予定だったんですけれど、なんか忙しくて進まないというんで、私が代わりに台本を全部書いたんですよ。100%、エロネタという漫才を書いて、やったんですけれども、その漫才を観た大竹まことさんが「自分が聞いた漫才の中で歴史上、最悪の漫才」。くらたまさんがもう嫌だと言って、解散になってしまったので、その後、継続してないんですけれど。

深田　あははは。

倉田　今度は、ちょっとネタを練ればいいじゃないですか。

森永　私が書くと全部エロネタになっちゃいます。

倉田　ちょっと考えてもいいですね。

深田　そうですね。

倉田　来年、M-1とか出ます？

深田　出てほしいです。

森永　全部エロネタだけというのは、日本で私しかやってないんです。私、笑福亭鶴光師匠の弟子なんですよ。

倉田　そうだったの？

深田　知らなかったです。

森永　ちゃんとした弟子なんですよ。笑福亭呂光（しょうふくていろこう）という名前ももらっていて、「しょうふくていエロこう」と名前にエロが入っている。

深田　くだらないエロ話は政治の話と違って、リラックスできますよね（笑）。

倉田　私は、好きですよ。

森永　そうそう。

深田　気楽ですよね。

森永　日本で唯一、「乳頭謎かけ」というのを私だけがやってるんです。どんなお題が出ても、乳頭で解きますというのがウリで。

倉田　面白いですね。

森永　面白いでしょう。一回、ニッポン放送の生放送でやったんですよ。そのときに、「電話と掛けて」っていうお題だったんですけれども、「電話と掛けて乳頭と解きます、その心は、赤とピンクと黒があります」と言ったら、生放送中に制作部長がスタジオに怒鳴り込んできて、「おい森永、おまえ、これは公共放送だぞ」と言われて、私はそれから、５年間ニッポン放送から干されることに。

倉田・深田　あははは。

倉田　そうなの！

森永　そう、しばらく。

倉田　赤とピンクと黒で干されちゃったの。

森永　「黒はねえだろう」と言うから「いや、黒い人もいるんですけれどね」と言ったら、「そういう話をしてるんじゃない」と。

倉田　まっ、緑もあるけどね。

森永・深田　あははは。

深田　緑もありますよね。いや、本当にもう面白い話ですけども。くらたまさんも、ご自身の人生でこれは絶対やりたい、やり遂げたいっていうことを一つ。

夫のことを漫画で描き残したい

倉田 今、思い付くのは、一番はやっぱり夫のことを漫画に描くことですね。でも、もう泣けて泣けてねえ、なかなか進められないんですよね（泣く）。夫が生きてるときに、ちょっと描いていたの。その続きのネタもいっぱいあるし、ネームにしたのもある。でも漫画にすると、夫がリアルに思い出されてしまってね。だから、まだ描けていない（大泣き）。

森永 じゃあ、寓話にしましょう。

深田 もう、そうですね。

森永 第3巻を。その寓話に。

深田 第3巻はくらたまさんの寓話で。

倉田 いずれ私が死んでしまったら、夫のネタを一緒に抱えて死ぬことになっちゃうから。

深田 一生懸命やりたいですよね。

倉田 うん。どこにも出さないまま死ねないな、というのはありますね。面白い人だから、面白いことをいっぱい言ったりしたりしてたからね、それは世に出して死にたいなと。

深田　でも、そういう人と出会えるってすごいことじゃないですか。ご主人自身は、やり遂げたいことってあったんですか。

倉田　いや、特になかったと思う。もう俺はいつ死んでもいいって、いつも言ってました。

深田　毎日がハッピーな。

倉田　それは、あの人は、常にどの時点でも同じこと言ったと思います。

深田　なんか、悟りの境地に達したような感じの方ですよね。

倉田　毎日楽しく生きてるから、もうどの時点で切っても、思い残すことはないという感じの人でしたね。

深田　いや、羨ましいです。私もそういう悟りの境地みたいな精神状態に憧れます。いつも、「くっそー、これだけはやり遂げてやる」なんて思って生きてる未熟者ですから（笑）。

倉田　萌絵ちゃんは何をしたいの？

深田　私はシンクタンクをつくったり、もっと、この国を良くしたりする活動をしていきたいなとか、死んだ後も語り継がれる本というのを、やっぱり1冊は書きたいなとかね。

倉田　へーえ。そういう感じなのね。

深田　そうなんですよ。そういう、根本的に人類の幸福とか人間の幸せとは何なんだろうということをもっと一般化して書けるまで、修行して本を書きたいなと思っています。

森永　すぐ書き始めたほうがいいですよ。いつか書けるといいなというのは、実現しないので。まず、一文字でもいいから書き始める。

深田　確かに。

倉田　なるほど。

深田　読者の皆さん、死ぬまでにやりたいこと、きょう、今、少しずつでもいいから始めてください。そうじゃないと、成し遂げられないという、本当にありがたい箴言《しんげん》を森永先生にいただきました。

第7章

痛いの、苦しいの、つらいのは嫌

2024年
10月7日

こんな治療はイヤだ

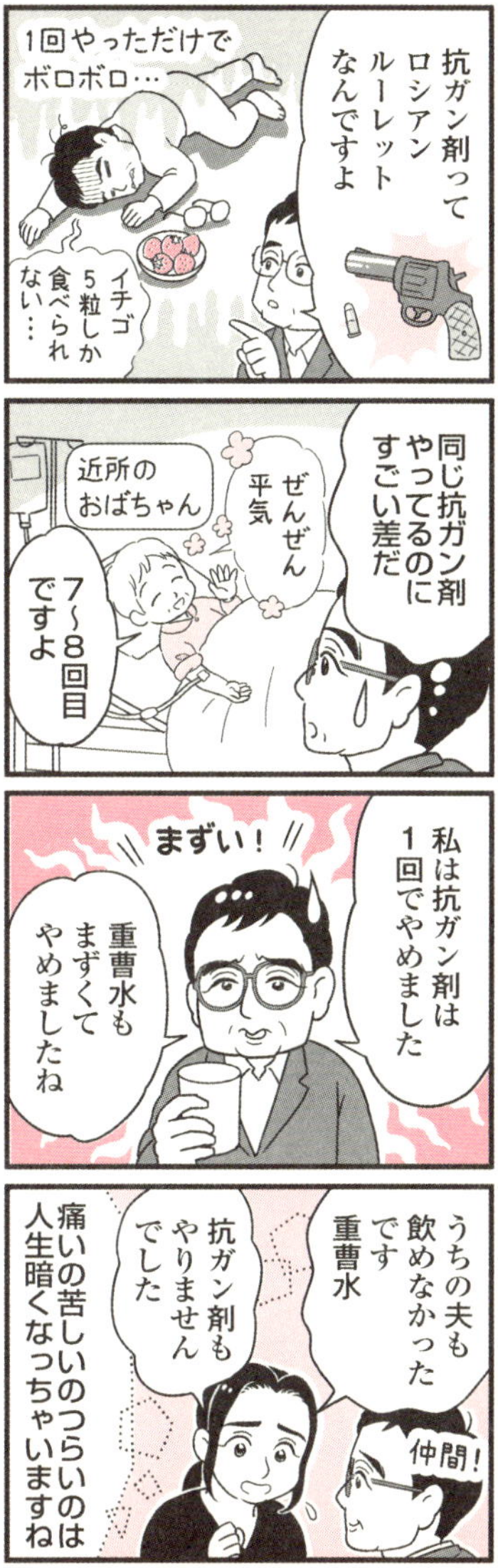

抗ガン剤って ロシアン ルーレット なんですよ
1回やっただけで ボロボロ…
イチゴ 5粒しか 食べられ ない…
同じ抗ガン剤 やってるのに すごい差だ
ぜんぜん 平気
近所の おばちゃん
7～8回目 ですよ
私は抗ガン剤は 1回でやめました
まずい!
重曹水も まずくて やめましたね
うちの夫も 飲めなかった です 重曹水
抗ガン剤も やりません でした
痛いの苦しいのつらいのは 人生暗くなっちゃいますね
仲間!

治療は試してみて、向かないと思ったら即やめる

深田 よく言われることは、「いずれ誰でも死ぬ」と。ただ、死に方が問題で、苦しまない最後を迎えたいと。まさに、倉田真由美さんのご主人のように、幸せに最後の息を引き取りたいということをよく伺います。そこで今回は、ガンで苦しまずに最後の瞬間を迎えるための治療方法には、どういったものがあるのですか、ということをお聞きしたいです。

森永 私の場合はですね、これまでもお話をしたように昨年の11月に最初に余命宣告を受けて、その後、サードオピニオンまでお医者さんの話を聞いて、みんなが、すい臓ガンステージ4だという診断で抗ガン剤を打ちました。

それが合わなくて、翌日からもう立っていられない、しゃべれない、考えられないという状況になって、体がボロボロになっちゃったんですね。

深田 抗ガン剤って、合う人と合わない人がいるんですか。

森永 そうなんですよ、最近ニュースになった山田五郎さん。実は、山田五郎さんは私の

ことを〝先生〟と呼ぶんです。どうして呼ぶのかというと、講談社にバブル期、大量に新任副部長のデスクができたときにですね、新任副部長研修の講師が私だったんです。

倉田　あっ、そうなんだ。

森永　私が先生で、五郎さんは生徒だった。だから、〝先生〟といまだに呼んでくれていて、メールで「ちょっと相談したいことがあるんですけれど」というので、彼が自分のガンについて、メディアに発表するかなり前からいろいろとやりとりをしていたんです。

今、私は原発不明ガンということになっているんですけれども、五郎さんも実は、原発不明ガンだったんです。ただ、原発不明ガンで抗ガン剤を打つというのはリスクが大きいんですね。例えば、胃ガンであるとか肺ガンであるとか、それぞれに適した抗ガン剤というのがあるんですが、原発不明は何ガンだかわからないので。

深田　どのお薬が合うかわからないということなんですね。

森永　一か八か、ロシアンルーレットみたいなところがあるわけですよ。ただ、山田五郎さんの場合は当たりを引いたんです。だから、抗ガン剤を打っているのに、全く苦しんでいないんです。抗ガン剤もよく効いているそうです。近所の病院の点滴ルームで見ても、私と同じ抗ガン剤を打っている近所のおばちゃんが何ともないんですよ。何回目ですかと訊くと、「もう7、8回目ですかね」とか言っている。抗ガン剤は、何ともない人もいるし、ボロボロになってしまう人もいるという。

深田 えーっ、その違いは何なんですかね。

森永 だからそれも今の医学のレベルでは、この人は大丈夫というのは言えないと。やってみないとわからない。だから、私が思うのは、やってみて駄目だったらさっさと引く。これは、女性を口説くときと一緒で。

倉田 （笑）。

森永 「好きです」と言って、「あんたなんか嫌いよ」と言われたら、さっと引けばセクハラにならないわけです。

深田 確かにそうですよね。

森永 しつこく追いかけるから、いろいろな問題が起きるわけですね。

深田 おっしゃるとおりです。

森永 私は、確かに最初のときは、外れを引いて苦しんだんだけれども、それ以降、何にも苦しんでいないんです。2回目からは当たり。オプジーボも全く副作用が出ていないですし、血液免疫療法も全く副作用がないので、今、痛くもかゆくもない。正確に言うと、金はけっこう痛くてですね、ゴールドカードを3枚持っているんですが、現在、みんな限度額ギリギリまで使っている。

倉田　懐《ふところ》だけが痛いですか。

森永　そう、懐は痛いです。

深田　痛いのは懐だけで、体は健康。

倉田　痩せても、別に痛いとか苦しいとか全然ないわけですね。

森永　全くないです。だから、今はそれが一番じゃないかな。

倉田　本当にそうです。

夫はいつも、食べられる治療を選んでいました

森永　痛いの、苦しいの、つらいのというのをずっと抱えてると、やっぱり人生が暗くなっちゃいますね。

深田　そうですよね。痛いとかは、死ぬ苦しみじゃなくて、生きてる苦しみですものね。

森永　そう、そう、そう。だから、やっぱり残された人生ですから、痛いの、つらいの、苦しいのから逃れる方向で治療したほうがいい。

倉田　それはもう間違いなくそうですね。

深田　そうですよね。くらたまさんはどういう観点で治療法を選択されたんですか。

倉田　私が選んだんじゃないんだけれど、夫は最初から、いくつか病院回って、「抗ガン剤はやらない」というふうに割と早めに決めていました。「抗ガン剤を入れて、仮にそれが効いて、ガンが小さくなったら、もしかして手術できるかも」とも言われていたんですが、夫は「もう、そこを目指さない」という感じだった。抗ガン剤をやらなかったから、最初の1年間は本当に元気でしたよ。全く何の問題もなく。体重は減ったけれど、だからといって調子が悪かったわけじゃない。ただ、うちの夫の場合は、やっぱり明確にすい臓ガンだったんで。

深田　はい。黄疸も出てらっしゃった。

倉田　黄疸は治ったんですよ。ステントを入れたら、胆管に胆汁がちゃんと通るんで、それは治ったんですけれども。でもやっぱり、どんどんガンが大きくなるから、十二指腸を圧迫したりして、食べ物が体を通らなくなってくるんですよ。だから、1年後ぐらいに胃と小腸をつなぐバイパス手術をしたけれど、一回一回、やっぱりそのときに選択があるんですよね。夫は、食べることが好きだったから、食べられなくなるのが嫌だからというので、いつも食べられるようになる治療を選んでいました。

深田　ああ、なるほど。でも、食べられるということは、一番大切じゃないですか。

倉田　いや、大事なんだけれど、それこそそこは、もう夫の本当アホなところというか、夫らしいところなんだけど、食べ過ぎちゃうんですよ。

深田　（笑）。

倉田　これぐらいは食べられるという、健康なときの記憶で食べちゃうから。でも、胃は小さくなってるし、消化能力も低くなってるから、大概お腹が痛くなるの。食べ過ぎてお腹が痛いというのをもう何回繰り返したかなというぐらいやらかしましたね。

深田　先生は食べ過ぎたりされます？

森永　いやいや。ちょっと先週起きた事件なんですけれども、ふるさと納税でステーキ用の肉というのをもらったわけですよ。それをかみさんが焼いてくれて、かみさんがザッザッと、でかい塊《かたまり》で切ったんですね。本当は、もっと細かく切ったほうがいいのになって私は思っていたんです。でも、口を出すとまた文句言われるかなと思って、デカい肉の塊をちょっと噛んで飲み込んだんですね。そしたら、肉の塊が食道と胃の中間部分で引っかかっちゃったんです。

深田　えー、どうなったんですか。

森永　もう水飲んでも戻しちゃうし、何も食えない。（食道のあたりを指さして）ここで蓋をされちゃっているから。

倉田　あっ、そうなんだ。

森永　だから、もう何にも入ってこないんですよ。

深田　餅が喉に詰まったみたいな。

森永　ああ、そうそう。

倉田　詰まっちゃったわけね。

森永　それで、医者に行ったわけです。ＣＴスキャンで中の映像を撮ったら、「ほら、ここに詰まってるでしょう」と見せてくれました。

深田　どの辺なんですか、それは。

森永　胃と食道のここら辺（指差す）。

倉田　胃に下りてないんだ。

森永　下りてないんです。

深田　じゃあ溶けない？　消化されない？

森永　いや、ちょっとずつは消化されるんです。ただヤバかったのは、その後『がっちりマンデー‼』（TBS）の収録があったのですが、結局蓋をされてるから何にも食べていないし、何にも水分が摂れていない。

倉田　それはヤバいわ。

森永　ヤバいんです。しょうがないんで、点滴を打ってから収録に行こうと思って医者に訊いたら、点滴をするのに4時間かかると言われました。

収録まであと2時間ちょっとしかなかったのかな。「わかりました。4時間の点滴を1時間でぶっ込んでください」と言うと。「何言ってるんですか、あなた！」と怒られました。だけど、もう一生懸命説得して、1時間で放り込めるだけ放り込んで行ったんです。

そのときにお医者さんに「どうやったら、この詰まったモノが取れるんですか？　長いピンセットを入れて、ピッと引っ張ったらどうなんですか？」と言った。

すると、「あんたね、体のことをよくわかっていないから、そういういい加減なこと言いますけれどね、そんなことはできません」と。「じゃあ、どうするんですか？」と言うと、

「内視鏡を入れて手術をしないと取れないんです」との答え。「手術は30分でできますか」「何を言っているんですか入院ですよ。入院」。そういったやり取りがあって、家で溶かすために頑張って、結局その日の夜、ずっと寝込んでたら、じわじわと胃液が下から入っていって溶けて落ちました。

倉田　よかった。落ちた感覚って、わかるの？

森永　そう、そう。

倉田　わかるんだ。

森永　だって、ここに詰まってるのが、すっと下に行くから。

倉田　体感できたんですか。

森永　はい。

倉田　へぇー、なんか面白い経験をしましたね。

森永　ご覧になってる方に言いたいのは、「ステーキを丸飲みしてはいけません。切ってから食べましょう」ということです。

深田　ガンのときは、皆さん、ステーキは切って食べましょう。そして、正月の餅も細かく刻んでから食べてください。

森永　年取った方は特にそうなんで。

倉田　ガンかどうかはあんまり関係ないんじゃない？

森永　関係ないですよ。

倉田　ここ（食道を指差す）に引っ掛かる。

深田　そうですね。でも、ガン以前に別の病気ですよ。仕事が好きすぎ、仕事依存症というね。投資依存症よりも、もっと深刻な病だと思いますよ（笑）。

森永　いや、いや、いや。

倉田　でも、それが生きる糧《かて》になっているから。

深田　そうですよね。

倉田　そうか、でも、それは大変でしたね。

森永　いや、大変だったんですよ。

倉田　でも、うちの夫はもっと下の十二指腸のところで詰まってたけれど、（胃の辺りを指さして）ここが詰まると、最後は水も飲めなくなるらしいんですよ。夫はそこまでになる前に手術したけど、やっぱり、すい臓ガンが大きくなっちゃって、胃の中にずっとものが溜まっているから、げっぷをしたら、それが胃液くさかったりとか。もう、「このままだと無理だね。食べられないね」という状態にはなっていましたね。

深田　でも、そうやってガンの入院や手術をしない自由を選ばれたんですか。

倉田　この治療はするけれど、これはしないっていうふうになかなか決められないですよね。自分の体だから全部自分で決めていいのに、「お医者さんにお任せします」となると、もう全部の治療をやることになるから。でも、果たして全部やるのが、常にどの人にもいいのかというと、そうではないですよね。だって、森永さんみたいに合わない薬もあるし。

深田　一気に弱っちゃうという。

倉田　ということもあるから。

体にいいものは、美味しいはずだ

深田　治療方法を選ぶときって、何かコツというのはあるんですか。

森永　先にも述べましたが、私には治療法のアドバイスが、恐らくメールとか電話とかで、これまでで2千何百件来てるんですよ。ものすごい数です。一応、全部読んで、全部調べたんですけれども、私が出した結論というのは、少なくともガンに関して、大部分は本当に効果があるんだと思うんです。それはなぜ効果があるかというと、それを信じてるから。信じていて、希望が生まれると、免疫が上がるので健康状態が良くなるんですよ。

倉田　プラセボだって意味がありますからね。

森永　ただ、わかったことは、アドバイスにあるものを全部やると、即死するっていうことなんですね。

深田　（笑）。

森永　だって、ものすごい数のサプリで、薬品で、食品で、それから、祈りを捧げるとか、もう24時間使っても全然終わらないぐらいの量のアドバイスが来ている。だから、自分がこれだっていうふうに決めたのをやれる限度でやる。私は痛いの、つらいの、苦しいの、そして、まずいのはやらない。例えば、重曹水がいいという話も割と初期の段階であって、1日2日やったんですけど、美味しくないんです。

倉田　美味しくないですね。

森永　だからやめたの。

倉田　夫と同じだ。

森永　効果があるかどうかじゃないんですよ。美味しくないからやめたんです。
倉田　うちの夫も飲めなかったです。
深田　体にいいものは、美味しいはずだと。
森永　そう、そうなんです。
倉田　私もそう思います。
深田　だから、アロママッサージとかも最初に香りを選ばせてもらえますよね。あれも、そのときに自分の体が欲しいものに対して、いい匂いと思うようにできているということは、多分、食べ物などでも体にいいものは、いい匂いとか美味しいと感じるんじゃないのかなと思うんですよ。
倉田　私も基本はそうだと思います。
森永　そう、そう。
倉田　だって、毒物は体に入れるとたいてい苦いしね。
深田　そうですよね。体に悪いものは、体が拒絶反応を示しますものね。
森永　明後日からまた沖縄に行くんですけれど、これから毎月行くんですが、マイルを消化する生前整理で。

深田　（笑）。生前整理のために。なんか人生を楽しみすぎてませんか。

森永　沖縄のバヤリースオレンジが美味しいんですよ。

倉田　そうなんだ。

森永　東京で売っているのはそんなに美味しいと思わないんですけれど、沖縄のやつは、美味しい。

深田　何か違いがあるんですか。

森永　味が全く違います。沖縄のスーパーに行くと、安いんですよ。缶一つで50円ぐらいかな。あんまり売っていないんですが。なので、今回の沖縄の旅のテーマは「バヤリースオレンジを買って帰る」という。

倉田　なるほど。美味しいことは正義ですよね。

延命治療の残酷なリアル

深田　でも、そうやっていろいろな美味しいとか、楽しいことを探し求める自由というのが、まだ今の日本にはあるからいいんですけれど、なかなかお医者さんが「こうしなさい」とか「ああしなさい」みたいに決めつけて、選択の自由が狭まってくると、今度は診療の自由とか治療の自由とかが選べなくなって、困ったことになりますよね。

倉田　あと、息をしていればいいというわけではないから。私は、父を一昨年亡くしたんです。倒れて、すぐに意識がなくなったんですよね。その後、人工呼吸器を付けて3週間生きたんだけれど、でも、生きたと言っても、1回も意識が戻らないまま最後、息を引き取ったんです。

今から考えると、「父にとってこの3週間というのはなんだったのかな?」と。父と母で、すでに「もうお互い延命治療しない」と約束し合ってたんですよ。でも実際は、倒れた段階で、「人工呼吸器を付けないと、もうすぐにでも亡くなりますが、どうしますか? すぐに決めてください」と言われるんですよね。それに対して母が、「付けてください」と言っちゃったもんだから、それを3週間付けたんです。

でも、父は本当に苦しそうだったの、最後のほうなんか特に。意識がないから、苦しいかどうかわからないんだけれど、もう、「はっはっ」ていう感じの、もう本当に苦しそうな顔をしていて、それ見てるのがつらくて……。

そのときに、妹なんか葬式のときよりも泣いていたものね。人工呼吸器を付けている苦しそうな父の顔を見て、「こんな苦しそうなの、もうやめてあげて」と言っていたんですよ。でも、やめてあげられないんですよ。やめられないの。「これ外してください」とはできないんですよ。

深田　外したら、殺人罪として罪に問われてしまう。

倉田　病院では、簡単に外せないようになっている。殺人とかで後で訴えられたり、いろいろ、そういうリスクがあるので。

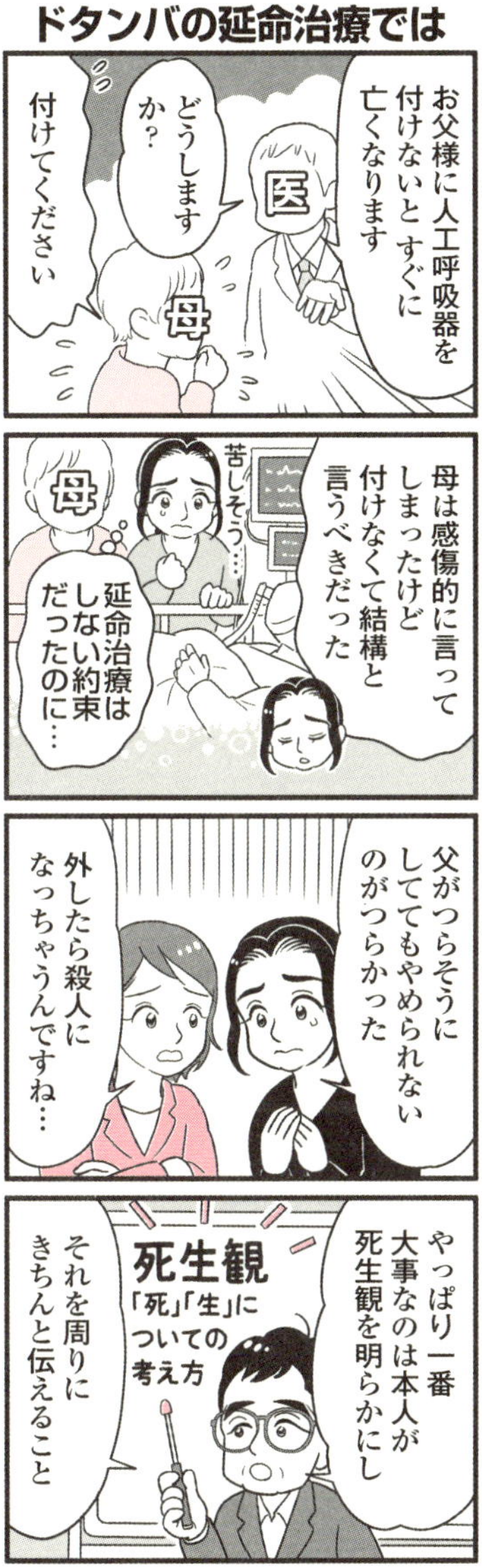
ドタンバの延命治療では
お父様に人工呼吸器を付けないとすぐに亡くなります
医
どうしますか？
付けてください
母
母
苦しそう…
母は感傷的に言ってしまったけど付けなくて結構と言うべきだった
延命治療はしない約束だったのに…
父がつらそうにしててもやめられないのがつらかった
外したら殺人になっちゃうんですね…
やっぱり一番大事なのは本人が死生観を明らかにし
死生観
「死」「生」についての考え方
それを周りにきちんと伝えること

深田　だから、選択の瞬間は、「今、延命措置をしないと、ここでもたないですよ」と言われた、その瞬間の1回だけなんですよね。

倉田　そう。その後、簡単には「やっぱりもうやめます」ということができないから。

これはもうちょっと周知されたほうがいい情報だし、私はあのとき、母は「いや、付けなくてけっこうです」と言うべきだったと思っている。

深田　延命治療の1週間当たりの費用ってどれくらいかかるんですか？

倉田　どれくらいかかったか母じゃないとわからないけれど、結局、それって、私たちの社会保障で払ってるじゃないですか。莫大な額なんですよ。だから、わが家で出した額よりも遥かに国が出してる。だけど、そういう延命治療をしている人たちが山ほどいるわけ。これはやはり、国の財政を圧迫していますよ。

森永　うん。

深田　残された寿命がそもそも短い人の延命治療に予算を割くよりも、むしろ、新しい命に対して投資をしていくという選択を国民に問うのも残酷な選択ですけれどね。

倉田　そう。若ければ、延命治療もいいんだけれどもね。うちの父は、その時点でもう79歳だったの。ちょっと軽い認知症も入っていたし。心臓が止まった状態が、呼吸が止まった時間が、10分ぐらいあったのかな。だから仮に戻ったとしても、じゃあ、どんな父で戻ってくるのか、それがわからないということもあるじゃない。心臓が動いてないときがあって脳に血が巡ってない時間があったわけだから。で、そんな状態の79歳を息させるために、3週間でうちは終わりましたが、3週間で終わるかどうかなんか「もう神のみぞ知る」なの。

深田　何年も続くこともありますもんね。

倉田　あり得るよね。本人が望む望まないにかかわらず。

森永　だから、やっぱり一番重要なのは、本人が死生観をきちんと明らかにしておいて、それを周りにちゃんと伝えていれば、周りが判断できるんですよ。

倉田　周りは、ちゃんとそれを遵守すること。母は、付けてあげてくださいって、パニック気味に感傷的に言ってしまいましたが。

深田　突然言われると、迷いが出ますよ。

倉田　わっと言われて、「じゃあ」となっちゃっているけれど、これでは駄目なんですよ。

深田　私自身も両親に「延命治療はしないでほしい」と言われて約束はしています。でも、もし、その瞬間に、「今、延命治療をしないと、もう、あと、5分とか10分で死にますよ」と言われたら、自分はその言葉と責任を受け止められるのかなと悩みます。

倉田　うん。そうなんですよね。だから、そこが難しいところなんだけれど。でも、例えば、私は次は自分の母親にはそれはしますよ。子にはできないにしても、もし母が父と同じような状態になったら、人工呼吸器は付けない。

深田　そうですよね。

倉田　父の場合も、「これから意識が戻るかもしれませんよ」とか言われていたけれども、本人がそんな小さな可能性に賭けたくなかったんだから。私はあの３週間は父自身にとっても、なかったほうが良かったと思っています。

深田　なるほど。そういう、最後の瞬間をどういうふうに家族として受け止めるのか、パートナーとして受け止めるのかっていうことも含めて、本人自身の死生観をはっきりとさせて、それを周知させていくことが重要なんですね。

第8章
どんどん元気になるガン患者!?

2024年
10月7日

最期の時とその後は？

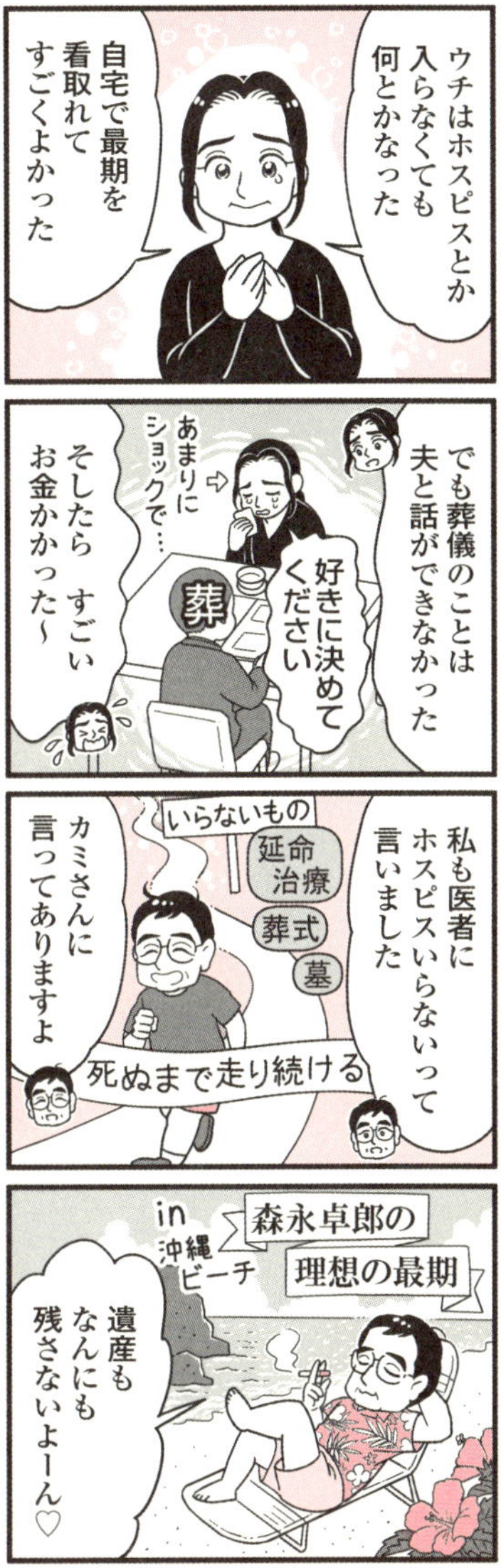

ウチはホスピスとか入らなくても何とかなった
自宅で最期を看取れてすごくよかった
でも葬儀のことは夫と話ができなかった
好きに決めてください
葬
あまりにショックで…
そしたら すごいお金かかった〜
私も医者にホスピスいらないって言いました
いらないもの
延命治療
葬式
墓
カミさんに言ってありますよ
死ぬまで走り続ける
森永卓郎の
理想の最期
in沖縄ビーチ
遺産もなんにも残さないよーん♡

太く濃く生きるのがいい

深田　延命治療をするかどうかは、本人が死生観をはっきりさせないと家族も判断できません。森永先生は、その辺り、どのようにご家族に話されてるんですか。

森永　私、18歳のときに悟りを開いたんです。

倉田・深田　早いですね、18歳（笑）。

森永　最近になって知ったんですけれども、お釈迦さまは、実は、あの世なんて全然信じてなかった。神も仏も信じてなかった。ブッダが考えたのは、いかに多くの人たちに現世の幸せをもたらすかということだけ。ブッダは、それだけを考えて生きた。

私も同じです。私の死生観というのは、「存在するのは現世だけだ。もう、あの世はない」。だから、現世をいかに充実させて、幸せに生きるかというのが、私の最大の目標なんです。

私は、何も持たずに生まれてきているので、最後は何も残さずに去っていく。きれいさっぱり、ゼロから始まりゼロで終わるというのが一番きれいな人生だと思っているんですね。

実は私、今、ガンの治療費に自己負担分だけで月１００万以上、かかってるんです。しかしそのために、自分でずっと貯めてきたお金と、投資してきたものを全部処分したお金が、今、手元にある。しかしこの間も息子の康平には言ったんですけれど、「遺産なんか期待すんじゃないぞ」と。

倉田　（笑）。

森永　「おまえ、何も残さないからな」というふうに言って、本人も「わかった」と言っています。

倉田　夫は想い出だけしか残しませんでした（笑）。私もやっぱり、夫のように楽しく生きて、何も残さず、最後は延命治療をしない死に方がいいなと思っています。意識不明の時間が長いのは、やっぱりつらいですよね。そういう期間、うちの父がそうだったけど、意識がないまんま、何週間、時には何カ月、何年っていうふうに生きなきゃいけないのは、もう絶対に避けたいなと思います。

深田　そうですよね。森永さんは、息子の康平さんとか、奥さんに対して、自分が意識不明になって、突然、お医者さんに「延命治療しますか？」と言われたときには、なんて答えろとおっしゃっているんですか。

森永　もちろん延命治療なんて、絶対にいらないし、かみさんには、はっきり言ってるのは、葬式もいらないし、お墓もいらないし、戒名もいらないし、何にもなくていい。死んだ瞬間に何一つ残らないという形でこの世を去る。ただ、コレクションに関しては、もう次男に引き継いだので、それはいいわけです。仕事は、もう康平に引き継いだんで、これも、もういいと。あと、何も残らないですよね。唯一、私の人生計画の中で世の中に遺産として残るのは、今、くらたまさんと作っている寓話集がイソップ並みに歴史的な遺産として残るというのが、今のプランです。

深田　いやあ、さすがですね。私も、歴史に名を残すぐらいの本を1冊書いてから、死にたいと思ってるんですよ。

倉田　ずっとそう言っているね。

人は生まれ変わるのか？

深田　野望ですね。私の死生観は、この人生が終わったら、続きの、多分一瞬、あの世があって、また戻ってくるんですよ。そのときに、ちゃんと自分の作品が残っていて、浸透してるのかどうかを確認したいなと思っていて。

倉田　この次の人生で前に深田萌絵だったという自覚があるという前提なの？

深田　いや、ないかもしれないんですけれども、なんかあるんじゃないのかなみたいな。

倉田　そうなんだ。私はどちらかというと森永さん派で死んだらすべて終わりと思ってる。私は死んだあと、みたいなことは考えないんだけれども、いろいろな考え方がありますよね。

森永　でも、多分、世の中には、深田さんに近い考えを持ってる人のほうがずっと多いと思いますよ。

倉田　そういう考え方だと心が楽になる人もいるんでしょうね。

森永　そう。だから、輪廻転生《りんねてんしょう》ではないけれども、次の人生があるんだと思うと、実はそれを信じることで、現世へのやる気につながる。今、頑張ると次の人生で報われると。

倉田　なるほど。そういう人もいるのか。

森永　だから、現世が幸せになる。

深田　そうですよね。だから、環境問題に取り組むとか、民主主義とは何なんだろうとか、国民の幸せとは何だろうと考えて活動しています。様々な問題を考えるYou Tube番組をつくったりしていて、楽しい。いま私が考えていることがどんどん広まって、次に生まれてくるときには、少々日本のレベルが上がって、良くなった日本に生まれてこれるんじゃないかなみたいな期待を持っているんです。

倉田 また日本に生まれるのね。

深田 また日本に生まれてきて、楽しい人生を送るという。そういう楽しみを持って、今の人生を生きるというね。

倉田 いろんな動機があっていいですよね。子どものためとか、来世のためとかね。

森永 そう、そう、そう。だから、一番大切なのは、前向きに生きる気持ちが絶対に大切で、それをいかにして実現するか。

倉田 いや、森永さんが体現してるもんね。

森永 もう最近、やりたい放題。

倉田 理想的ですよ。だって、目の前に証拠があるんだもの。どんどん元気になってる、ガン患者。

ホスピスは要らない。死ぬまで走ってやる！

森永　原発不明ガン終末期、かつ、要介護3ですよ。お医者さんに言わせると、もう部屋から絶対に出られない状態。だけど、死ぬまで走ってやります。

倉田　いや、素晴らしい。

深田　あはは。でも、それが生き甲斐ですもんね。

森永　はい。

倉田　夫も最期まで走って、自宅で過ごしました。最期を病院で過ごすか自宅で看取るか、どちらがいいかは、もちろん、それぞれ人によって違う。けれどもやっぱり私は、自宅で夫を最期まで看れてすごく良かったし、何回過去に戻っても、絶対に夫を手放さない。

ただ、やっぱり同時に、ものすごく重いものを背負うんですよ。自宅で最後を看取ると。ものすごく重いから、自宅で最期を過ごしたほうがいいよと、みんなにね、万人がそうしたほうがいいっていうふうには勧めてない。それは、人による。

深田　いや、でも私も病院で最期を迎えるのは、ちょっと嫌だなと思うんですよ。

森永　そう、そう。私も本当に、病院に2週間入院して、もう絶対に病院は嫌だと思いました。医者には、もう、院長まで出てきて、「まだ完全に回復してないから、入院期間延長をしなさい」と言われたんですが、死んでも退院すると。「約束したじゃないですか、2週間だと」と言って。

退院する前の日に、私、あんまり夢は見ないんですけれども、夢を見たんですよ。なぜだかわかんないんですけれど、田舎の掘っ建て小屋の中に私が閉じ込められていて、壁に入ってるスリットがずっと壁の周りを取り囲んでいる。そこから、鉄パイプで私を刺しに来るんです。それが、スパゲッティ状態だった私の心理を表していたのだと思います。だからもう絶対に病院は嫌でした。

倉田・深田　あああっ、嫌ですよね。

森永　絶対にここから出てやると思いました。

深田　退院するのが逆に生き甲斐になっちゃったんですね。

森永　そう、そう。もうね、病院にいるうちは、黙って大人しくしていたんですけれど、病院から出た瞬間、車に乗って高速道路入った瞬間に、「やったぜ、自由の身だ」となんか、懲役刑を終えた囚人みたいな感じでした。

倉田　わかる。夫も同じだったな、長期の入院のとき。

沖縄の海でも飛行機の中でも仕事

深田　つらいですよね、入院って。私も入院したときは、つまらないっていうか、自分がやりたいことが何もできないというか。仕事以外趣味がないのに、仕事ができないという、地獄。あれは、リゾートホテルにいるときと同じぐらいの苦しみでした。

倉田　えっ、リゾートホテルも苦しみだったの。

深田　もうリゾートホテルとか、美しい景色を楽しんでる親子とか見てると、自分はどうしていいのかよくわかんないみたいになっちゃう。

倉田　この人はなかなか変わった感性の持ち主で、一般の人がすごく楽しいと感じるような環境が、必ずしも楽しく感じられないタイプなの。

深田　多分、大体そういうところが私にはある。みんなから「たまには休め休め。人生を楽しみなさい」と言われたので、友達も恋人もいないのでリゾートホテルを取って、一人で泊まったりしたのですが、なんか、すごくしんどいというか。

森永　ああ、でもそこは私と一緒ですね。ニッポン放送の垣花（正）アナウンサーが、宮古島出身なんですよ。この間、彼が、一番きれいな、ずっと白砂の続いているリゾートホテルの前にあるプライベートビーチみたいなところで、撮影をしようと言うので行ったのですが、私、全然心が躍らないんですね。

倉田　でも、沖縄の海はお好きなんでしょう。

森永　沖縄の海は、そもそも白い砂があんまりないんですよ。ゴツゴツの岩場で、そこにサンダルを履いて無理に入っていくのが、私にとっての一番の楽しみなんです。沖縄の海で私が最も気に入っているのは、そこなんですよ。垣花アナウンサーに、「なんでそっちを推薦しなかったのか？」と訊くと、「いや、普通の人はきれいなビーチのほうを好むんだよね」と。だけど、そんなものは面白くも何ともないじゃないですか。

倉田　まあ、ゴツゴツした岩のほうが、生き物がいて面白いですけどね。

森永　あっ、そう、そう。ところで私は今、もう物欲がないんです。ブランド物の服を着るとかいい時計をしたいとか、そんな気持ちが全然ないんです。

倉田　私はもともとないです。

森永　私も、もともとないんです。でも最近、実はこの1カ月で、パソコンのキーボードを3回も買ったんです。

倉田　なんで。

森永　実はあまりに書きすぎて。

倉田・深田　えー。

深田　つぶれるんですか。

森永　人生で初めてつぶれたんですよ。三つ買ったうちの一つは、私がたばこの灰を落として溶かしちゃったんですが。でも、新しいキーボードが来るとけっこう盛り上がるんですよ。これ、もっと早く打てる（キーボードを打つ真似）、うえー、これは楽しいです。

倉田　なるほど。

森永　だから、沖縄行くときにはかなり重装備で、仕事のための機材を全部、持っていくので、何のために沖縄に行ってるんだという状態です。

深田　仕事のためにいろいろお持ちになるのですね。

倉田　沖縄まで行って、シュノーケルとかしないの？　海に入って魚を見たりとか……。

森永　この間、3メートル泳いだので、今週は、5メートル泳ごうかなと思っている。
倉田　3メートルというのは、深さじゃなくて長さよね。
森永　長さです。ただ、飛行機の中でも同じようにずっと仕事をしているので、高度8000メートルを超えると、生産性が10倍になるという法則を発見したんです。
深田　えっ、そうなんですか？
倉田　本当かな？
森永　すごいスピードで書ける。
倉田　そうなの？
深田　でも、私もこの前の本は、飛行機の中で仕上げました。
森永　でしょう。私はこの間、沖縄に行ったときに、行きで『現代用語の基礎知識』（自由国民社）を全部仕上げて、帰りの飛行機で本1冊仕上げました。だから――。
倉田　新説ですね。
森永　皆さん、飛行機のマイルが余っていたら、全部消化しながら原稿を書くのが、まだ誰も提案してないすごい仕事法です。
倉田　（笑）。確かに。聞いたことがないです。

森永　科学的根拠があるかどうかわからないですが、少なくとも、私にはとっても効果的です。

倉田　それは、高度が大事なんですかね。新幹線じゃ、駄目なのかしら。

森永　新幹線は、あまり生産性が上がらないんです。

深田　やっぱり、飛行機はけっこう、仕事が捗るんですよ。まず、電話が掛かってこないですよね。インターネットも繋がらないので、自分が気が散る要素が全くない。そして、移動もできなくて、フォアグラを育てるように食事が運ばれてくるので、その時間は、もう仕事する以外、何もできないわけですよ。

倉田　本読んだりさ、窓の外見たりとか、そういうのはしないの？

深田　仕事のための本を読むか、パソコンで仕事のための原稿を読む。

倉田　楽しみのために本を読んだりとか、そういうのはないの？

深田　多分、仕事が一番楽しいんです。アウトプットですよ。

森永　私も、多分、日本で一番、書評を書いているので。だから、仕事以外で楽しみのために本を読むことはほとんどないですね。

倉田　あ、そうなの。楽しみのためじゃないんだ。

森永　はい。
倉田　そこはね、明確に線を引かないと駄目ですね。私は別のタイプ。
深田　人生が仕事で、仕事が人生。
倉田　私は、本は楽しみのためにしか読めないわ。
森永　だから飛行機も、窓側の席はもう何年も取ったことない。
深田　私もいつも通路側。
森永　私もセンター。素人は窓側に座りたがる。
倉田　窓の外が見たいもんね。
深田　窓のすき間から吹いてくる風、嫌じゃないですか？　あれでなんか、すごい気が散るんですよ。
倉田　お二人は変わった人たちだね。あはは。
森永　だから、くらたまさんも、今度、飛行機の中で絵を描いてみてくださいよ。
倉田　私、基本的にめちゃめちゃ気が散るタイプなので。
深田　いや、飛行機、めっちゃ集中できますよ。
倉田　なかなかそうはいかないかな。飛行機の中だといろいろな妄想をしたりとかして、楽しんじゃうな。

森永　全部寓話にする。

倉田　いや、そういう類の妄想じゃないんだよな。

森永　くらたまさんも、毎日一つ寓話を書くのはどうですか？

深田　それ、いいですよ。そうすると、あっという間に第2巻、第3巻とできますね。

森永　いや、第4巻では、くらたま文章、私が絵を描く。

倉田　あっ、描けます？

森永　描けないけれど、これはこれで逆転の発想。

深田　逆で、ちょっとやってみるのもいいかもしれないですね。

倉田　でも、まあ、確かに森永さんの絵を見てみたいですよ。

森永　絵は、実は描いたんです、イラストを描いて。出版社に持ち込んだんですけれど、出版できないと言われて。

倉田　そういう感じ？

森永　はい。財務省をイメージした、「ゾウゼイスル象」というキャラクターをつくりました。

倉田　おお、ゾウさんの。

深田　（笑）。

森永　ゾウさんが出てきて、それをやっつける正義のヒーローとして、ちんこマンというキャラクターも作ったんです。

倉田　それが駄目なんですよ。

深田　こっちですよ、駄目なの。

倉田　絵が駄目なんじゃなくて。

森永　ゾウゼイスル象に、「ちんこマンパンチ‼」。

倉田　なんで、そうなの。それはね、そこが駄目だっただけで、別に絵が駄目だったんじゃないです。

森永　これはね、ラジオで言ってもセーフでした。BPOにも訴えられませんでした。「ちんこマンパンチ」までは大丈夫みたいな。何が問題だったかというと、ちんこマンの顔がちんこなんですよ。

倉田　いや、そこですよ。それは絵のうまさは関係ないので。

深田　そうですよね、本当に。

倉田　うまい下手じゃなくて。

延命治療も葬式も、生きている間に決める

深田　そうやって、人生を楽しんでるうちに、どんどんガンがよくなって、腹水も小さくなってしまったと。ただし、万が一のときは、皆さん、ご家族としっかり話し合ってください。自分の最期の瞬間、延命治療をするかどうか。延命治療をすることによって、残された家族の負担もあるし、国庫の負担にもなるということもあってですね。

倉田　元気なうちにね。

森永　そう。元気なうちに人生を楽しみ、意識がなくなったら、何も言えなくなるから。元気なうちに、どうするか決めておく。

深田　大事ですね。そういう話、お子さんともしておかないと。

倉田　あと、お葬式もどうするかとか、元気なうちに決めないと駄目。弱ってからはお葬式の話はできないから。

深田　そうですよね。

倉田　私、だから、それでちょっと痛い目見たんで。今、東京の葬儀は大変ですよ。

森永　お金がかかる。

倉田　むちゃくちゃかかります。

深田　お金そんなにかかるんですか。

倉田　はい。

森永　やらないのが一番です。

倉田　とんでもないですよ。夫は多分しなくてもいいって、きっと言ったと思うけれど、でも、弱ってから、病気がわかってから、葬式の話なんてできないから。

夫に死なれて、私も、もう大ショックで、もう何でもいいから好きに決めてくださいみたいに、業者の言うなりみたいになったところがあったから、大変痛い目を見たんです。

深田　それですごいお金かかった。

倉田　かかりました。もう私は鳥葬でいいと思いました。

森永　きょうの結論は、既存の葬儀業界の仕組みに「ちんこマンパンチ‼」。

第9章

尊厳死の法制化をどう考えるか？

2024年
11月18日

森永卓郎の尊厳死

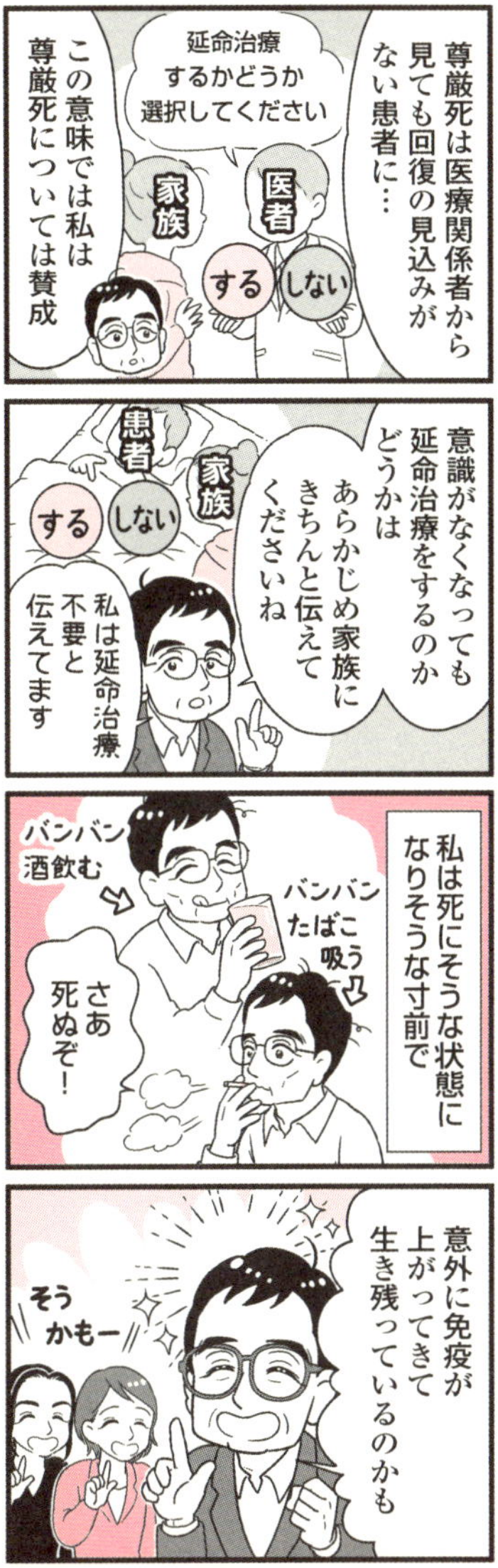

尊厳死は医療関係者から見ても回復の見込みがない患者に…
延命治療 するかどうか 選択してください
医者
家族
する
しない
この意味では私は尊厳死については賛成
意識がなくなっても延命治療をするのかどうかは
あらかじめ家族にきちんと伝えてくださいね
患者
家族
する
しない
私は延命治療不要と伝えてます
私は死にそうな状態になりそうな寸前で
バンバン酒飲む
バンバンたばこ吸う
さあ死ぬぞ！
意外に免疫が上がってきて生き残っているのかも
そうかもー

森永卓郎の頬がふっくらしてきた

深田 先生、前髪を切られたんですか。
森永 はい。
深田 かわいい。
倉田 お会いするたびにますますお元気そうになっている。
深田 なんか、トレードマークのほっぺにお肉（ぷにぷにと森永の頬をつつく）、すいません、触っちゃった。あはは。
倉田 前お会いしたときよりも……。
深田 （森永のお腹を触る）ここ出てたよね。お腹がへっこんで、頬が膨らんでいる（カバー裏の写真を参照）。
倉田 今はもう、痛いとこも苦しいこともないんだよね？　つえも要らなくなってきて。すごいね。

森永　だからガンが転移さえしなければ。今の状態はなんの問題もないんですけれど。

深田　ここからですか。

森永　播種《はしゅ》と言うんですけれども、体のあちこちにガンが飛び火してくるんですね。今、点々が造影ＣＴに写ってるんですが、それが播種かどうかは、小さすぎてまだ確定できないんです。

倉田　転移の兆候が見えるってこと？

森永　かどうかもわからないんです。先週、医師団が協議をして、まだわかりません。取りあえず今のまま、様子を見ているんです。

森永　くらたまさんも、旦那さんを亡くして落ち込んでいたのが、だいぶ元気になったの？

倉田　うん、そうね。少し前に実家から妹が来てくれて。

森永　ああ、そうなんだ。

倉田　ご飯は普通に食べられているんですかね。

森永　量はそうでもないけど、何でも食べられます。今、黒糖をかなり食べています。

倉田　すぐエネルギー源になるものね。

深田　黒糖って体にいいですもんね。

倉田　そもそも好物は何なの？

森永　ちょっとずついろんなものを食べたいんです。

尊厳死をどう考えるのか？

深田　今回は終末医療のあり方に関して3人で話したいと思います。前回は進めるも地獄、やめるも地獄の終末医療という話をしていただいたんですけれども、最近は尊厳死が話題になっていて、国民民主党の玉木（雄一郎）代表が掲げた尊厳死法制化についての意見が賛否両論を巻き起こしています。

玉木氏は、党の重点政策として「尊厳死の法制化等を含めた終末期医療の見直しについて取り組む」ということを掲げ、「社会保障の保険料を下げるために、我々は高齢者医療、特に終末期医療の見直しにも踏み込みました。尊厳死の法制化も含めて、医療給付を抑えて、若い人の社会保険料給付を抑えることが、実は消費を活性化し、次の好循環と賃金上昇をうながすと思っている」と2024年の衆議院議員選挙前の10月12日に日本記者クラブで行われた与野党7党首による討論会で発言しました。このあたり、当事者としてお二人のご意見を伺いたいのですが。

森永　私は尊厳死と安楽死は全く違うと思っています。

尊厳死とはお医者さんとか医療関係者から見てもこれは回復の見込みがないという状況のもとで、延命治療をするかどうかの選択肢を与えようというもの。一方、安楽死は、もう一歩踏み込んで、死にたくなったらいつでも死んでも良いというものだと私は理解しています。

この意味で、私は尊厳死については賛成なんですが、安楽死には賛成ではないのです。なぜそういうふうに思うかというと、例えばナチスドイツが安楽死というのを口実にして大粛清をするようなことをやったんです。生きていける人をバンバン殺すということに対しては、私は個人的には賛成ではない。

倉田　それは本人の意思があってもですか。

森永　本人の意思があっても。

倉田　基本、本人の意思があるからこその安楽死だものね。それでも反対？

森永　そこを偽装するのはすごく簡単なので。

倉田　なかなかその辺は難しいですね。

私の場合は最後のほうで夫が安楽死をしたがっていたんです。すごく痛いとか苦しいとかがあるわけではないのですが、どんどん弱っていって、できなくなることがいっぱい増えている。食べたいものも食べられなくなってくるとかね。

そういう状態になると、いろいろなことに対する発想とか、良くも悪くも割とちょっと雑なところがある人だったから、「もう早く死にたいわ」みたいな感じのことをよく言っていたし、「今すぐ死ねるボタンがあったらもう押す」と言っていた。本人が本気でそれを言ってるのも伝わってきた。

ただ、彼が安楽死したいと言って本当にそのシステムがあるとして、私がそれに賛成したかというと、それはできなかったと思うんです。

だって普通にしゃべれてあんまり量は食べられないとはいえ、ご飯も食べてお風呂に入って、特段大きな痛みもなく生活ができていた2カ月、3カ月のあの期間がなかったらと思うと、やっぱりそれは私には、家族として悲しいものがある。安楽死のシステムや制度がないおかげで「彼がちゃんと最期まで天寿を全うできたな」という思いはあるから。

深田　ご主人は亡くなられる前に自分の最期の在り方に関しては、終末医療をどうするかというお話は事前にされていなかったんですか？

倉田　していましたよ。前にも話したけれども、亡くなる半年ぐらい前までは、むしろ最期は緩和ケア病棟に入りたいみたいなことを言っていたの。だけど、胆管のステント交換手術で入院して、その手術が失敗してすごく長引いて、1カ月ぐらいの入院になったんです。その入院が嫌で嫌で、もうともかく家がいい、いいとなって、退院してきてからはもう俺は絶対、病院に入院しない、何があっても行かない、最期まで家にいるというふうに途中で変わったの。

私もそういうふうに変わったんだよね。最初はぼんやりと、本当に家で看れるかなと不安もあったんだけれども、途中から、もう絶対この人、手放すほうが怖いわと思っていた。

深田　病院に入ったからといって安心ではない？

倉田　じゃないし、痛みをすぐなくしてもらえるかというとそういうものでもないから。結局、家にいても入院していても、貰う薬は同じだったりするし。だから私も彼も最期まで家で過ごせたことはすごく良かったと思う。

深田　終末期の延命治療をどうするかなどに関して、お医者さまからは話が出たりしましたか？

倉田　夫はチューブに繋がれて、生きるか死ぬかみたいなそういう段階はなかったんです。

亡くなった父についてもお話をしましたが、父の場合は、母と「延命治療はしない」と約束していたのに、母が、父が元の父に戻るかもと思い、医者に延命治療をお願いしてしまった。夫を家で看取ったのは良かったと思っていますが、父の延命治療に関しては後悔しています。

深田　尊厳死の選択は、結局は残された家族による選択になる。本人が選択したつもりでも残された家族が違うことをやってしまうということはあり得ますもんね。

森永　意識がなくなっても延命治療をするのか、尊厳死を選ぶのか。そのことに関しては、きちんと家族に伝えておかないといけないと思うんですよね。

ただ、結局ね、くらたまさんの旦那さんやくらたまさんと同じように、実は本人も家族も考え方が途中で変わる可能性がある。例えば入院でずっと縛り付けられると、こんなの嫌だって多分、多くの人が思うわけです。こんな状態なら死んでしまいたい、と考えてしまうこともあるわけです。だけど退院すると、生きていて良かったと思う。

深田　そうですよねえ。

森永　だから仮に安楽死のシステムや制度があって、自分の意思でスイッチを押すとそこで死ぬことができたりした場合、後から取り返しがつかないこともあるので。私は取りあえずそういう制度を入れないでおくのがいいのではと考えています。

もう一つは私、今、介護認定は要介護３なんです。これは運動テストとか全部やって医師の診断の上で市役所の判断も加えて、これは要介護３であるという認定をもらっています。要介護３は実は日常生活において介助がずっと必要な状況で、普通だったら部屋から出られる状況ではないんです。しかしながら、私は週２回、東京まで来ているわけです。しかも電車に乗って１人で来ている。誰のヘルプも付いていない。

だからここはもう根性論になって申し訳ないんですけれど、やる気になったらいろいろなことができる可能性があるわけです。もう駄目だ駄目だと思うと、本当に駄目になっていって寝たきりになってかえって苦しい目に遭う。

深田　『「余命３カ月」のウソ』（近藤誠著・ベストセラーズ）という本に、歩いて病院に来れる人はそんなにすぐ死にませんと書いてあり、確かにその通りだなと思ったんです。

森永　私の担当医は「飯食ってる患者で死んだ人はいない」と言っています。

深田　あははは。確かに。

森永　みんな食べられなくなって死んじゃうんです。だから食べられて歩けるうちは死なないんです。

深田　確かにそうですよね。

倉田　でもうちの夫は前日までご飯を食べていましたからね。亡くなる前日の夜には、マグロの刺身とか食べてましたから。本当に元気なままバタッということもある。

森永　でもそれは最期としては理想的だと思うんです。

医師の意見を尊重するのか？

倉田　夫はそうでした。でも父はそうじゃなくて。意識不明の期間が3週間あって。森永さんは、医師がもう回復の見込みがないかどうかを判断してとおっしゃったけれど、私は家族が決めたほうがいいんじゃないかという気がするんです。

森永　いやいや、医師がそういう判断をしたうえで、家族だと思います。

倉田　なぜなら医師は「回復の見込みはあります」と言うから。（きっぱりと）言います。うちの父は数分間心臓が止まって、そのときは脳にもう酸素が行ってなかったわけですが、意識不明のまま人工呼吸器を付けていた。素人目にも難しいのがわかってはいたけれども、医者には「意識が戻られる可能性ありますから」とずっと言われていたの。

深田　それって家族を励ます言葉なのかもしれないですね。

倉田　かもしれないけど……。そしてね、入院してる最中、意識が戻っていないのに、「今日はお父さまが座られたんですよ」なんて言われるんです。でも寝たきりなんです。意味、わかんないでしょ。意識がないまま、恐らく起こしてなんかしたんだと思うんだけれど、そういうの座ったと言うのかと思って。

深田　ちょっと通常の感覚とは違いますよね。

倉田　そんなことを言われると、もしかしたら回復するのかもしれないと家族は思っちゃうと思うの。うちの母なんかはそう思ってたから。

森永　私は自分の経験でわかったのは、医者は神様ではないので全部がわかるわけではないんです。特に未来のことなんか誰にもわからないわけですよ。ＹｏｕＴｕｂｅで東大医学部を出た医者が言っていました。

「世間は東大の医学部を出てると神様扱いする。全知全能の神のように考えて、言うことが全部、正しいと思い込む。だけど、本当は、半分ぐらいはよくわからない。原因も対処法もわからない。だからそういうケースでは、毒にも薬にもならない薬を出す」
要するに、東大を出た医者だってわからないことが半分ぐらいある。だから医者によって言うことが違う場合がある。私は1人の医者に頼るのではなく、複数の医者に話を聞く。私はメディアの仕事してることもあって多分、常時7、8人のお医者さんと話ができる状況にありますが、みんな言うことが違うんです。でも全員の意見を聞いて整理すると、大体こんな感じかなっていうのがわかってくる。

深田 バラバラな意見の中にも共通項があると?

森永 そう、そう、そう。ここくらいかなというのがわかるので、それを踏まえて自分で判断をすればいいんじゃないかなと思います。

倉田 それはなかなか難易度が高いですよ。

深田 森永先生は奥さまには延命治療に関しては、どういうお話をされてるんですか?

森永 うちのかみさんにはもう一切、延命治療も要らないし、お墓も要らないし、葬式も要らないし、戒名も要らないし、何一つ要らない。そのまんま一瞬で終わりにしてくれと言ってあります。

深田 延命治療の終末期の怖いところは、「助かるかもしれないっていう一縷《いちる》の望みに託して、それを言われた瞬間に始めてしまったら、助かる見込みは本当はないんだと気が付いたときにどんなに費用が掛かっても医師が死亡を診断するまでやめられない」という現実を知らないご家族が多い点ですよね。

森永　でもそれが残された家族、みんなを不幸にするんです。

今でもちょくちょく私のやってる治療法について教えてくださいと聞きに来る。治療法は教えているわけです。そのあとに「どこの病院なのか？　どこのクリニックに行ってるか教えてください」と聞いてくる。

だから「もちろん教えるのはいいけれども、そこに行ったからといってあなたのお父さんやお母さんが治る保障は全くないですよ。しかも「1カ月100万円以上お金がかかりますよ、それでもいいんですか」と言ったら、「家族の思いとしてはどんなにお金がかかっても助けたい」と言う。それに対しては、「結局そういうことをしてあなたの財産を全部食いつぶしてあなたに何が残るんですか」という話をしています。

コスパっていう表現はあんまり好きではないのですが、私の真似をしても、たまたま私は現在のところ、なんとかなってはいるけれども、意味がないことに大金をつぎ込んでどぶに捨てることになるような気がして仕方がないんです。

倉田　森永さんが現在お元気で、以前よりも本当お元気そうになっているのが、これが果たして、森永さんが毎月１００万円以上かけてやってることのおかげなのかそうじゃないのかは、実は誰にもわからないんです。

森永　そうそう、わからないんです。

倉田　何にもしなくてもお元気かもしれないし。

森永　しかもオプジーボ、ＮＫＴ療法と２つやっているのでどれが効いているかもわからないんです。それに関しては、お医者さんに聞いてもどれが効いてるかわかりません。

深田　そうですよね。薬というのは、何が効いているかわからないですし、体に良いと言われてる食べ物でも、人によっては合わなくて体に悪いときもあります。

森永　全てのものは毒にも薬にもなる。

倉田　もしかして森永さんがすごく生命力が強くて森永さんだけの力で、毎月１００万円無駄に出ていっているだけかもしれない。でもわかんないですよね。それは解釈だから。

深田　国民民主党の玉木代表が発言されたのは、「尊厳死は、延命治療を始めたら現在の法律では止めることができない。そこに予算を割くのではなくて、そのお金を若者に使ってあげましょう」ということなんです。今の終末医療は、始めてしまうと止められない。

倉田　しかもお金がむちゃくちゃかかりますからね。すごくかかるんです。これはもう家族だけの負担じゃなくて、家族よりもむしろ国の負担がすごい。これをみんなが好き勝手に使っていいとなると、それは亡国ですよね。

深田　じゃあ、どこで止めるのが最適なのかというところ、人の命を止める行為なんでね、それがやはり現在議論を巻き起こしているポイントだと思うんですけど。森永さんは複数のお医者さんに話をするのが第一、そして家族の意思ということですよね。

森永　はい。

倉田　本人の意識がない場合？

深田　本人が意識がない場合です。

森永　本人の意思は最優先されるべきだと思いますけれども。だけど本人が前向きだったら免疫が高まるので死なないんです。

倉田　超前向きだもんね、森永さん。

深田　新刊も出ちゃってますしね、『官僚生態図鑑――ズレまくるスーパーエリートへの処方箋』（森永卓郎シリーズ・三五館シンシャ刊）。

倉田　お会いするたびにどんどん新しい本が出ている。

深田　日本初ですよね、官僚の生態。

森永　8月に私は13冊、本を書いたんですけれども、それが今どんどん出ていて、今、「週刊森永卓郎」と呼ばれているんです。この間、数えたら今、受注残が12冊あるので、そこにあと13冊、加えようとしてるんです。やる気になれば儲かるかどうかは別にして、仕事なんてつくれるんです。

深田　そうですよね。

森永　楽しければいいじゃん。

深田　楽しければ免疫力が上がって蘇る？

倉田　でもそういう人ばっかりでもないし、私、今は、最期の3週間は父にとっては要らない3週間だったと思っている。母の人工呼吸器を付けてくださいという選択は間違っていた。

深田　しかもそれはお父さまがそもそも望んでいなかったことだったんですものね。

倉田　お互い「やらないでおこうね」と夫婦で言い合っていたのに、それを反故にした母はちょっとどうかと思っているし。

深田　でもそれは、お母様の気持ちわかりますよ。例えば、自分の親が急に意識不明で倒れて救急車で運び込まれて、医者から「親御さんの延命治療をどうしますか、意識が戻るかもしれませんよ」と言われたら、すがる気持ちで「お願いします」と言うかもしれないです。

倉田　そのときの、状況とか年齢とかにもよりますけれどね。私も、もし夫の場合だったら「50代だからお願いします」と言ってた可能性あるなと思うんです。父は79歳で、父自身が「延命して長生きしたい」と言っていなかったから。それは私も知ってるから。だったらもう本人の意思を重視して、私だったら「付けないでください」と言ったかなと思う。ただ医者は絶対に「まだ生きることができますよ」と言ったと思います。延命治療してるとお金もめちゃくちゃ入るから。

深田　そうですよね。それもあってか、医者側は尊厳死に関して反対という意見を出しているんです。

倉田　だってめちゃくちゃ儲かるもん。うちも持ち出しが凄かった。1割負担でも、大変な金額だった。ということは、じゃ、国はどれだけ出しているのか、という話じゃない。

森永　やっぱりねえ、人生最後はね、やりたいことをやって、そこでバタッと死ぬのが一番いいんです。倉本聰さんはいまだにたばこをバンバン吸っているし、『ドラゴンクエスト』

の作曲家・すぎやまこういち先生とはお会いしたことがあり、すぎやま先生の名セリフ、「俺の音符は全てたばこの煙でできている」をお聞きました。

倉田 カッコいいですね。

森永 カッコいいでしょ。だから私は死にそうな状態になりそうになる寸前でバンバンたばこを吸ってバンバン酒を飲んで、さあ死ぬぞと思っていたら、意外と免疫が上がって生き残っているのかもしれない。

倉田 そうかもしれないね。

第10章

安楽死の課題

2024年
11月18日

安楽死賛成？ 反対？

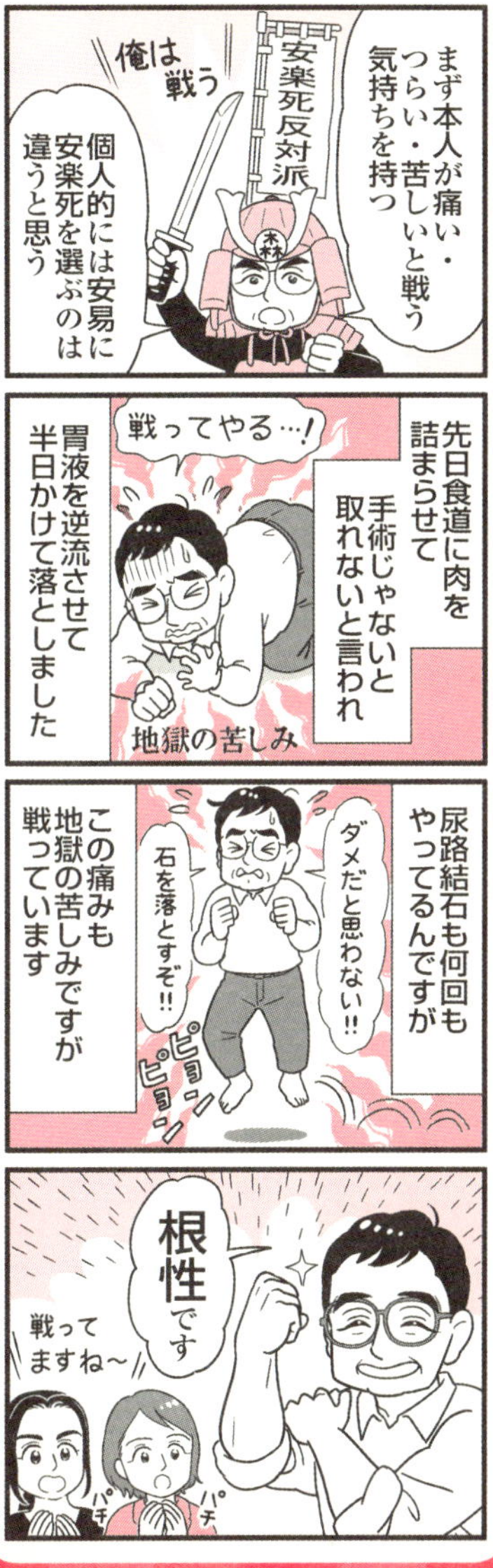
まず本人が痛い・つらい・苦しいと戦う気持ちを持つ
安楽死反対派
俺は戦う
個人的には安易に安楽死を選ぶのは違うと思う
先日食道に肉を詰まらせて
手術じゃないと取れないと言われ
戦ってやる…！
胃液を逆流させて半日かけて落としました
地獄の苦しみ
尿路結石も何回もやってるんですが
ダメだと思わない!!
石を落とすぞ!!
ピョン ピョン
この痛みも地獄の苦しみですが戦っています
根性です
戦ってますね〜
パチ パチ

弱い立場の人間は殺してしまえという怖い社会になりつつある

深田　前回、尊厳死の話をさせていただいて、今回のテーマは安楽死です。

カナダでは安楽死が２０１６年に合法化され、２０２１年の死者数の３・３％が安楽死によるものです。精神疾患や精神的苦痛のみを理由にした安楽死も２０２４年には容認されることが決まっていましたが、政府は２０２７年までの容認の延期を決めました。

オランダでは17歳から精神疾患で入退院を繰り返し、安楽死が認められた女性の話がニュースに出ていました。カナダのほか、スイス、アメリカ合衆国（カリフォルニア、コロラド、オレゴン、バーモント、ワシントン、ハワイ、モンタナの7州）、コロンビア、オランダ、ベルギー、ルクセンブルク、オーストラリア、イタリア、スペイン、ニュージーランド、オーストリア、ポルトガルで本人が希望した際に積極的安楽死（処方による安楽死）を法律で容認しています。

先ほど、前回、森永先生のほうから安楽死というのは本人が望んでいなくても望んだように装って殺すことができる危険なシステムであるということを、ご意見として伺っています。

森永　実は昔から日本にも精神病の患者さんや肉体的な障害者の人たちを、彼らは社会のお荷物なんだから処分しちゃいましょうと考える人たちが、一定割合いるわけです。それが今どんどんどんどん広がっていって、高齢者にまで広がっているんです。例えばイェール大学アシスタント・プロフェッサーの成田悠輔さんが「高齢者は集団自決すべきだ」と。

倉田　言いましたね。

森永　言いましたではなくて、言い続けてるんです。

倉田　あれだけ叩かれてまだ？

深田　まだおっしゃってるんですか？

森永　世界中から非難が殺到したのに、まだ言い続けている。

もうね、正常な世の中じゃないと思うんです。だって彼だって高齢者になるわけだし。要するに社会のお荷物は全てうば捨て山に捨てて、若い人の社会保障負担を減らせばいいんだという、この発想はとてつもなく危険な考え方だと思います。

高齢化は誰一人逃げられません。私は厳密に言うと障害者の認定は受けてないんですけれど、ヘルプマーク付けてつえをついて、実情、ほとんど障害者と同じ状況になっているわけです。まさか、自分がこんなふうになるなんて夢にも思っていなかった。

深田　健康なときには気が付かないものですよね。

森永　だから自分自身の反省で言うと、例えば駅とかの階段に手すりが付いていて、なんで付いてるんだろうぐらいの認識だったんです。だけどもう自分が歩けなくなって、あれは命綱なんだというのがよくわかったし、駅にエレベーターが付いてるのも、これがなかったら移動もできないんだということが、自分が不自由になって初めて実感できました。

倉田　わかる。すごくわかります。私も弱った夫を支えながら散歩したときに、普段、気付かないことに気付いたもん。

深田　どんなことがありましたか。

倉田　歩道をかなりのスピードで走ってくる自転車が危ない。1人で歩いてるときはあんまり気にならないんだけど、弱ってヨロヨロして支えながら歩いてる夫と一緒のときには、そんな自転車が来ると、「怖い!」となるの。

深田　よけられないですもんね。乗ってるほうは元気だから……。

倉田　そう。普段は気付かないのよ。

深田　これぐらいでよけられるだろうという感覚なんでしょうね。

倉田　近道するために、夫と一緒に公園を横切ったときに、サッカーをやってる少年たちがいて、「危ないな」と思って見ていたら案の定、夫のほうにボールが来たから私が慌ててバンッ！　と蹴り返した。あのボールは私に当たっても別になんてことないものなんだけれど、弱ってヨロヨロしてる夫に当たったときに、夫はけっこうなダメージを受けてしまう。

本当はその公園はサッカーをしてはいけないことになっているのに、少年たちはいつもサッカーをしている。夫が病気になるまでは、少年たちを別に気にしてなかったんだけれども、本当ちょっと見る視点が変わると、やっぱり危ないなというふうに感じ方も変わりますね。

森永　昔、笹川良一さん（政治運動家、福祉活動家）が生きていらっしゃった時代っていうのは、お年寄りを大切にしようとみんなで言ってたんです。ところが今はだから日本社会――世界もそうなのかもしれないのですが――お年寄りを始末しちゃいましょうというふうに空気が変わってきている。それが高齢者だけじゃなくって、障害者とか精神的な障害を持ってる方とか、そういったところにまで広がっている。

これはもしかすると、極論すると、例えば「女なんかいらねえ」という議論にまで発展しかねないわけです。

深田 それは怖いですね。

森永 あと最近の話題でいえば、LGBTなんて要らねえと言う人はもう既に存在している。私は、自分自身がアメリカに行ってとてつもない人種差別の中で育ったので、私はそういう差別が大嫌いなんです。

もちろんね、無制限に費用を負担することはできないわけですが、他人をおもんぱかる気持ち、優しい気持ちを失った社会というのは、なんのための社会なのかなって私は思います。だから、弱い人たちをいじめるのはもうやめようと常々言っています。

森永卓郎は死なないで戦う

深田 ご自身、苦しいとき、もし安楽死という制度があったらお選びになりましたか?

森永 私は選ばないです。

倉田　森永さんはそうだよね。

森永　私は自分を責めるんじゃなくて、「相手がそんなことやるんだったら俺は戦うぞ」というタイプなので。

深田　あははは。そうですか。

倉田　人によるよね。でもそのあたりの考え方って。人に対して「もう死んだほうがいい」と言うのは違うにしても、例えば「もう本当、痛くてたまんないから今すぐ命を終わらせたい」みたいなことを思ってる人にとって、そういうシステムがあったらなという気持ちはわかるし。

深田　ご主人なんかは「もう死ねるボタンがあったら押したい」とおっしゃっていらっしゃったんですものね。

倉田　今年の1月にあらためて聞いたんです。「あんた今すぐ死ねるボタンがあったら、体のどこも痛くなくても押すよね」と聞いたら、「もう去年のうちに押してる」と。今年の1月にそういうふうに言われたのを今でも覚えています。

深田　それだけ痛みを伴う。

倉田　そこまでは痛くなかったはずです。

深田　ステントの治療で。

倉田　ただ痛いときももちろんあったのですが、手術が失敗して痛いときにはもう絶対、死にたいと思ってたと思うんだけれども、普段、家にいるときそこまで痛くて苦しいということはなかったと思う。でも、不自由であるということに対して、「もういい」というふうになりやすい人だったんです。森永さんとはそういうところは全然、違うな。

森永　私は先ほどもお話をしましたが、先日、食道に肉を詰まらせたんです。これはもう地獄のように苦しいんですね。だから多分そういう状況になって、「ああもう駄目だ、死んじゃいたい」と思うか、「何が何でも戦ってやる」と考えるか、ですね。病院に行ったら手術しないと取れないと言われたんです。手術は大変なんです。だから、腰を上げたり、いろいろなことをしたりして、胃液を逆流させて、溶かして落としました。半日かかりましたが。

倉田　半日、痛いのか。

森永　半日、痛いんです。

深田　苦しいですね。

森永　そこで戦うか、もう駄目と言って。

倉田　ボタン押しちゃうか。

深田　どの道、精神力の世界っていうことですよね。

森永　よく意味のない精神論を垂れてると批判されるんですけれども。

深田　確かに。でも安楽死を選びたい人は、ものすごい痛みを抱えていたりして自分が生きていく希望も何もないっていう状態に追い込まれているわけですよね。

しかも痛みを緩和するためのケアで麻薬なんかを使っていたりすると、だんだんそれも中毒になるわけじゃないですか。それが切れるとまた苦しい状態が逆に増幅して戻ってくる。それを繰り返しているとかなりメンタルやられるのかなとは思います。

倉田　そうですよね。それもやっぱり受け取り方は人によって違うし。先ほどの精神疾患に関しても、かなり大変な方もいますから。

私、好きで読んでる本に、『「子供を殺してください」という親たち』（押川剛著・新潮文庫）という、実際に子どもとのものすごい家庭のトラブルで、大変な思いをしてる親たちのケアをしてる仕事の人が書いた、実際のリアルな話があるんです。きっとこの逆もあるはずですね。大事な家族のはずなのに、誰か殺してくれるんだったら殺してくれたほうがいいとまで思ってしまう家庭の問題って、簡単には解決策を見つけられない。

深田　そうですよね。女性の貧困問題に関してお話をすると、一部のパートなどあまり長い時間働けない女性はすごく年収が低いんです。そういう方たちって実は親御さんの介護で収入にならない労働を家庭内で行っているので、フルタイムで働きに出ることができない。そして親御さんが亡くなり、介護を終える頃には、もう貯金も使い果たして自分も年を取って、職場に復帰したくても仕事が見つからなくて、非正規の仕事しかないという状態になっているのです。

安易に安楽死という選択には賛成はできない

倉田　なりますよね。でもだからといって、もし安楽死っていうものがＯＫになったとしても、たとえ家族でも他者が決めては駄目だよね、とは思う。

深田　そうですよね。他人が決めてはいけない。ただしどこまでが本当に本人の意思なのかっていうことが難しい。

倉田　本当そう。森永さんが今おっしゃるように、そこはすごく難しい。

森永　簡単に安楽死を考えるのではなく、まずは根性です。私、何回も尿管結石、尿路結石と正式には言うんですけれど、やってるんです。

倉田　あれめちゃくちゃ痛いんでしょ？

森永　そう、そう、そう。正式な医学用語ではないんですけど、1から10まで、痛度、痛い度合いっていうのがあるんです。最も痛いのが出産で10なんです。男性の場合は出産がないので、最も痛いのが痛度9。これが尿管結石なんですが、私はもう10回近くやっているんです。本当に、もう地獄ですよ。だけどそんなときに、「ああ……駄目だ」と思うんじゃなくて、私はもう、取りあえずピョンピョン飛び跳ねて、石を落とすぞという決心をします。

倉田　戦っていますね。

深田　飛び跳ねて本当に落ちるんですか？

森永　たまにあります。100回に1回ぐらい。

倉田　自分で頑張って戦って。

森永　だから周りの問題もあるのですが、まず本人が、痛い、つらい、苦しいと戦う。戦う気持ちを持たないと、私は安易に安楽死のスイッチを押すという人生の選択肢は、個人的には違うんじゃないかなって思いますけどね。

深田　自殺って全体としては減っているものの、若年層の自殺が増えてると報道されてます。安楽死を語るには、そもそも自死が許されていいのかどうかという問題ですよね。

森永　私は自殺するぐらいの根性があるんだったら、世の中に誰というといろいろ問題を起こすんですが、超ならず者で人類を不幸に陥れてる人が何人もいるんです。そこに特攻したほうがましと激を飛ばしたい。もちろん殺してはいけませんが。

倉田　自らの命を絶つような人は、相当、追い詰められてるから、なかなかそういう発想にならないとは思うんだけど。でも自殺に失敗して生還された方で、あのとき生き残れて良かったなっていうケースがあるからね。だから確かに安易に安楽死という選択には私は賛成できない。あと私は、やっぱり年齢は大きいと思うんだよね。

深田　日本ではまだ議題にも上がっていませんが、安楽死が制度化されてしまうと、ティーンエイジまで安楽死が選べる、自死を選べるとなると、若いときって情緒不安定なので一度の失恋で自殺してしまうとかそういうこともありますよね。

森永　ああ、そう、そう。

倉田　あります。あのとき自殺しようと思ったけど、生きてて良かったなんて思うこともいっぱいあるから。

深田　失恋なんて次の恋に巡り合ったら前の痛みをさっぱり忘れますよね。

倉田　私はそこまでじゃないけど。さっぱりは忘れないけど、そういうこともあるのはわかります。

森永　若いうちはバカなんです。人生にこの人しかいないって思い込んじゃうんですけれども、別の人でも大丈夫なんです。だからお前なんか嫌いだって言われたら、そこで追い詰められて暗くなるんじゃなくて、どうも失礼しましたと言ってすぐ次に行く。また意味のない精神論をしゃべってしまった。

深田　森永さんは、常に次に行けたんですか？

森永　だから私、うちのかみさんと結婚する前、100連敗ぐらいしていますからね。

倉田　そんなに？

森永　はい。

深田　私なら100連敗したら落ち込みます（笑）。何のために生まれてきたんだろうとか悩みそう。

倉田　でも100回もトライしてるってことは、一人ひとりをそこまで好きじゃないね。

森永　100回もトライしたっていうか、同時並行で4、5人ずつトライしてるので、もうちょっと期間は短いんですけれども。巡り合う可能性は高まるので数打てばいい。

深田　そうですよね。今、勇気もらったな、私。

倉田　本当？　どんな勇気？

深田　私も頑張らなきゃいけないな、みたいな。

森永　深田さんは、私の周りでもファンがいっぱいいますよ。

深田　本当ですか。

森永　ただおっさんばかりですけれど。

深田　私も諦めてたけれど、最近は再婚したいなとか思うんですよね。

倉田　どんな人がタイプなの？

深田　タイプがあんまりなくて。苦手なタイプはあるんです。オラオラしてる人とか、そういうのは苦手なんですけど。どういうタイプだったら合うんだろうというのが、最終的にわからない状態のまま年だけ取ってしまったみたいな感じです。

倉田　まだ全然、諦めなくていいですよね。

怒声や暴力のない家庭が基本

森永　うちのかみさんも、「何がよかったの？」って聞くと、「この人は本気で怒鳴ったり暴力を振るったりっていうのがない」と。

倉田　めっちゃ大事。

深田　そういうの大事です。

倉田　めちゃくちゃ大事。家庭の中にそういう人がいると、すごいストレスだから。

深田　本当そうですよ。

倉田　うち1回も怒鳴るとかいうことない家庭でした。

深田　大事ですよね。「ここからが戦場」みたいな気持ちで家に帰るのは、ちょっとしんどいです。

倉田　しんどいよー。めちゃくちゃ大事。

深田　何を言っても暖簾《のれん》に腕押しぐらいの人じゃないと（笑）。

倉田　暖簾に腕押し？　それはどうかな。
深田　糠《ぬか》に釘とか。なんかねえ、ハレーションを起こさないような環境が大事です。
倉田　でも怒鳴らない、殴らないは、お互い基本的に大事ですね。
深田　お互いそうですよね。
倉田　穏やか超大事よ。もう何よりも一緒に暮らすんだったら特に。家に脅威がいると、平和に暮らせなくなりますからね。特に女の人ってガチンコで戦ったときに男に勝てないから。
深田　絶対に勝てないです。
倉田　やっぱりねえ、男が怖いってかなり悲劇なのよ、家にいる男が怖いって。
深田　でもけっこう、別れない人が多いですけどね。
倉田　本来落ち着けるはずの場所で常にストレスフルなのは辛いよねえ。
深田　ＤＶ男は絶対にダメです！

第11章 余命宣告の不安とうつ

2024年
11月18日

立ち直る方法

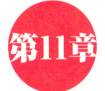

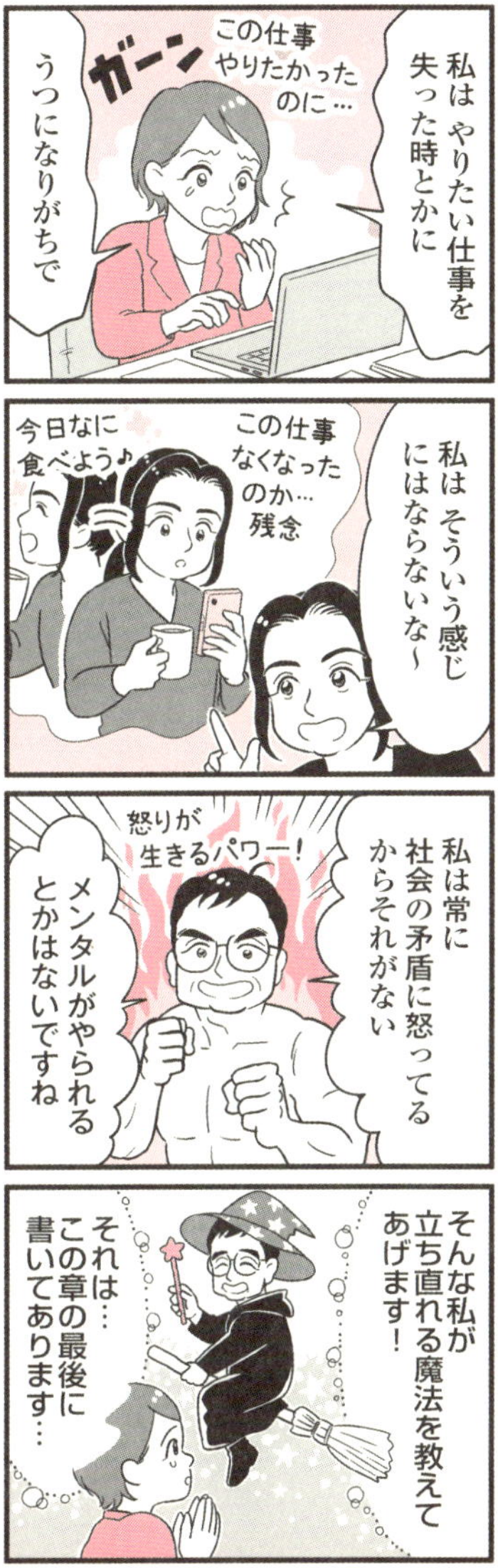
私は やりたい仕事を
失った時とかに
うつになりがちで
ガーン
この仕事
やりたかったのに…
私は そういう感じ
にはならないな〜
この仕事
なくなったのか…
残念
今日なに
食べよう♪
私は常に
社会の矛盾に怒ってる
からそれがない
怒りが
生きるパワー!
メンタルがやられる
とかはないですね
そんな私が
立ち直れる魔法を教えて
あげます!
それは…
この章の最後に
書いてあります…

何かをし続けているとうつにならない

深田　尊厳死と安楽死について、自分で選択できる社会でもいいのかということをお話ししてきました。最近はうつ病の人が増えてきていて、うつ病の書籍がよく売れているそうです。

病気にまでいかなくても、ちょっとしたことで落ち込んでしまう人はもっと増えているようです。ご自身が死ぬかもしれないという病気になられてたり、ご主人がガンだと分かったりしたときにものすごい不安に駆られたと思うんですけれど。そういううつとか不安を克服された方法っていうのを教えていただきたいんですが。

倉田　うつになったことかあ……。

森永　ないです。

深田　ないんですか。

森永　多分、不安に感じるのは暇だからだと思うんです。先が見えなくてどうなるかわからないと思うから、いろいろ不安に思うんです。でも例えば、陸上競技で短距離でも長距離でも実際にレースで走ってるときに不安を感じてる人はいないと思うんです。それは走るのにいっぱいいっぱいで、余計なことなんか考えていられないわけです。

深田　運動してる方はうつになりにくいって言いますよね。

森永　あとそれは別に運動だけじゃなくって、例えば私は原稿書いてるときも同じ状況だし。

深田　ハイになりますか。

森永　ハイになります。学生を教えてるときもハイになるし。例えば寓話を書いてるときにいろいろストーリーを考えてるだけでもハイになるんです。余計なことを考えなければ不安なんて絶対に出てこない。だからこれは私の性格なんですが、仕事に少しでも隙間ができる、とそこで旅行に行こうとかレストランに行こうとかは全く思わないんです。新しい仕事をつくりに行きます。

倉田　森永さんらしいな。

深田　でも私もそういうタイプかも。

倉田　深田さんも仕事してるときは、不安を感じていないでしょ？

深田　早くしないと間に合わないと思いながら仕事をしています。

倉田　でもいつも仕事をしていて、そういう状態が割と通常モードなのに、どういうときにうつっぽくなるの？

深田　うつになるきっかけっていくつかあるんですが、やりたい仕事ができなかったというときにけっこううつになるっていうのがあるんです。多分、仕事に対する執着心というのがものすごく強くて、その仕事を切られたり、この仕事は一番やりたい仕事だったのに失ってしまったりした瞬間とかにうつになりがちなんですよ。

倉田　へーえ。

深田　仕事を失うときは、人間関係も同時に悪くなってるときも多いわけじゃないですか。でも、その空気感が読み取りきれてないので、いきなり仕事を失ったみたいな感覚になるんです。この仕事でこうして、次はと夢を描いていたのが、全て崩れてしまうわけです。

頭を切り替えて代替品に挑む！

森永　うん。それすごくよくわかる。

倉田　えー⁉　本当？

森永　私も去年の6月だったかな、『ザイム真理教』を出したためにテレビや大手新聞の報道・情報系の仕事を全て切られたんです。もう1本もなくなったんですね。中にはやりたいのもいっぱいあったんです。

倉田　すごく売れてる本なのにね。

森永　そんなときにどうしたかというと、YouTubeなどに逃げ道、つまり出口があった。だから今は、いろいろな人のYouTubeに出ています。最近、初対面の人が私に言うセリフは「森永さんを最近テレビで全く見ないですけどYouTubeでよく見てますよ」っていう人が圧倒的に多い。

倉田　あははは。時代は変わりましたね。

森永　だから自分の表現ができれば、別に大手テレビ局じゃなくてもYouTubeでも同じことができる。逆に発言の制約がない分、楽だなと感じています。

深田　そうですよね。YouTubeは何を言ってもいいですよね。

倉田　そんなことないけど。

深田　確かに、SNSは日本のメディアとは異なる言論統制があります。ワクチン問題や歴史のウソを暴くなどは一部統制されてます。

倉田　いろいろできない話はありますが。

森永　それでも、テレビや大手新聞と比較すると、スポンサーの制約というのもすごく少ないし、差別用語の制約というのも実は桁違いに小さい。

深田　そうですよね。先生のなんとかマンパンチとか放送しても大丈夫なんですか？

森永　今日のこのＹｏｕＴｕｂｅも（大声で）「ちんこマンパンチ！」と言っても全然、平気です。

倉田　テレビでは駄目ですね。生放送でそれを言ったら「一旦ＣＭです」になりますね。

深田　なります（笑）。森永先生のおっしゃる通り、代替品が見えてくると――私にとっては別の仕事が見えてくると――復活できるんですが、うつになるときには圧倒的な肉体的負荷が既に掛かっている状態なんです。自分を極限に追い詰めて1日16時間、17時間、ずっと働いて絶対にやり遂げてやるぞ！　と気持ちを高めて、コーヒーを飲んで、ドーピングしながら仕事しているんです。それでもう少しでできる、となったところで打ち切られると、その期間の肉体の負荷が一気に来ちゃう。ドーッと疲れが出てしまう。

森永　わかる。そういう状態に追い詰められて、われわれの世代、猛烈社員の時代は、1本３０００円の栄養ドリンクとかをバンバン飲んで、カフェインで体を起こして無理をしてやっていたんです。けれども最近の若者は低賃金なので、もっと安いレッドブルやモンスターなど、10分の1ぐらいの値段の安いものをずっと飲み続けて頑張っている。

安いから効き目は悪いかもしれないし、一発勝負のときはいいかもしれませんが、日常的にはやらないほうがいいと思うよ、と私は言っているんです。

倉田　肉体的に弱ってくると気持ちにもどうしても影響するから、あんまり無茶しちゃ駄目よ。

深田　そうですね。年を取ったということを忘れて欲が強いんでしょうね。この仕事やりたいみたいな欲とモチベーションがバッと上がったときにハイになって無理してしまう。その後にガクンとくる。母親なんかはそういう私のサイクルをよく見ているので、ブレーキをかけにくるんですけれど。

倉田　そういうふうに、ちょっとうつっぽくなった場合、どういう感じの症状が出てくるの？

深田　恐ろしいことに何も思い付かなくなるんです。これが作家としての恐怖です。毎日あれだけいろいろなことを思い付いて「あの本を書きたい、この本を書きたい」と思っていたのが、何一つ思い付かなくなって、自分が最悪だったシーンを何度も思い返して、あのときにこうするべきだったのか、ああするべきだったのかというシミュレーションを何度もやる。最悪な思い出をずっと1日中、考え続けるわけです。そうするとメンタルをやられるんです。次に同じような失敗をするのを回避するためにそのシミュレーションをやってるつもりが、最低な経験を何度も脳内で再体験することになるんです。そして、どんどん落ち込んでいく。。

倉田　メンタルをやられると例えばご飯を食べられなくなってくるとか、そういう感じになるの？

深田　他のことが何にも頭に入らなくなり何も手に付かなくなり、活動が停止してしまうんです。あと起きてから午前中ずっと涙をして過ごすという。

倉田　ああ、なるほど。そうか。それはきついかもね。

深田　だから朝起きるのにも、すごく時間がかかるようになるんです。抜け出す方法はあります。ようは脳がバグを起こしてループにハマっているので、自分の興味のある話を聞いて、過去の体験を考える余地を脳内から消し去るようにしています。最後にうつになったときは、ビルケランド電流やプラズマ宇宙論の英語のＹｏｕＴｕｂｅ解説を聞きながら寝ていました。こうなると理論が難しすぎて、悲しいことを考えられません（笑）。

怒りをエネルギーに

森永　私にそれがないのは常に怒っているからなんですね。
深田　怒りのエネルギーあるといいですよね。
森永　この間、国民民主党の玉木代表の不倫スキャンダルが出たじゃないですか。その瞬間に「財務省が玉木つぶしに来たな」とラジオで発言をしたら、かなり炎上したわけで。
倉田　でも賛同者も多かったですよね。
森永　そう、そう、そう。すごく増えたんです。今、寓話28本の寓話集を2冊、56話できたんですが、玉木代表の不倫スキャンダルがきっかけでアイデアが閃いて第3巻に突入したんです。

そこで私が思い付いたのは次のような寓話です。ゾウゼイスル象という象がいるわけです。
深田　あははは。
森永　どこの省庁とは言わないですけど。このゾウゼイスル象に歯向かうとみんな大きな足で踏みつぶされる。不倫スキャンダルが出たり、窃盗の容疑をかけられたり、税務調査が来たり……。そこでアニマル村のみなさんが一計を案じた。まずモグラ軍団が穴を掘る。アリさん軍団も穴を掘る。最後に便利屋のペンギンさんがそこをうまく元通りに現状復帰したように見せて、ゾウゼイスル象に「お前なんかノーパンしゃぶしゃぶじゃねえかよ」と言うと、象が怒ってどんどん攻めてきて。そこで落とし穴にドーン！　と落ちて、そのまま飢え死にするという寓話。

深田　あはははは。

倉田　面白い！

森永　それが第3巻。そういうことを考えてるとうつにならないんです。

深田　うつって、そういうクリエイティビティが枯渇する瞬間なんです。

森永　だから怒りです。

倉田　それは性格の差だね。私なんてそもそも怒りがそこまでたまらない。萌絵ちゃんみたいに仕事がなくなったからという状況になっても、「そうか、残念だな」ぐらいで、今日は何を食べようかな？　みたいな感じだよ。だからそういうのは性格の差は大きいね。

深田　もともとの性格の違いはありますよね。同じようなタイプだからか、うつの人からけっこう、相談とかメッセージをもらうんです。私は別に、うつを経験したというような話をそんなにしていないのに……。

倉田　いや、わかります。人は同じタイプの人を見抜くよね。

深田　見抜かれますよね。けっこうメッセージをもらいます。そういうタイプの人に関して厳しいことを言うと、これは自分にも当てはまりますが、社会に対する物事の見立てがものすごく甘い人が多いんです。

大体、うつの人からはほぼ90パーセント同じパターンのメッセージいただくんです。その内容は、「うつです。毎日つらいです。深田さんと添い寝したら治るかもしれません」みたいなメールなんです。

倉田　それは本当にうつなのかな。

森永　すけべなだけでしょ。

倉田　ただ単に萌絵ちゃんと添い寝したいだけなんじゃないの?

深田　そこまでいくと、添い寝では終わらない（笑）。そういうメッセージを真面目に書いて送ってくる人がたくさんいる。もう、この十数年ずっと同じようなメッセージがいろいろな人から来るんです。

こういう自分に都合のいいシナリオを思い描いて、会ったこともないような女性にそういうメッセージを送れるこのメンタリティには驚きます。見込みが甘いわけじゃないですか。「添い寝してください」なんて知らない女性にメッセージしたら、100パーセント断られますよね。そうすると挫折を感じる回数が増えるはずなんです。そういう人は、恐らくは他のことに対しても、同じような感じだと思うんです。

倉田　でも一応トライするわけね。

深田　うつなのにトライしちゃうんです。まず見込みが甘いから余計な挫折体験をするんだと思うんです。その気持ちがわからないわけじゃないですよ。自分もチャレンジャーなので、けっこう高いハードルを超えようとして、それに向かって猛烈に行く。全く知らない人に「あなたと寝たいです」みたいなメッセージを出したことはもちろんないのですが、仕事では見込み甘く高い壁に挑戦することも多い。だから、挫折体験から、うつになるのかなとは思います。

森永　見込みが甘いのと同じようなものなんですけど、私はそういう人は、柔軟性がないんだと思うんです。選択肢を他に切り替えることができない。私も見込みは甘いんです。

深田　100回、告白できるんですから。

森永　もう10年も前の話なんですが、生放送中に松田聖子さんにいきなり「好きです」と言って、出禁になったんです。

深田　あははは。

森永　この10年間、「もう一度、共演させてくれませんか」と何回も打診しているんです。だけど、全部断られている。いまだに出禁なんです。多分、二度と、死ぬまで共演はできないんです。しかしながら正直に言うと、他にも芸能人はいるので（笑）。

倉田　あははは。

森永　松田聖子さん自体は怒っていないんです。そんなことはもう1万人以上から言われてるから。

深田　聖子さんなら100万回ぐらい言われてますよね。

森永　事務所が怒っているだけなんです。だから私はそこまで全然、落ち込んでないっていうか。それこそうつになんかならないんです。どうも失礼しました、はい次、みたいな感じです。

倉田　わかる。わかる。

深田　森永先生、大丈夫ですか？

倉田　あははは。

深田　すいません。

森永　全然大丈夫ですよ。

深田　けっこうナンパ人生ですよね。

森永　だからしつこく追いかけるからストーカーになったり犯罪に結び付いたりする。60年以上やってきてわかったことは、1回だけ「好きです」と言って「あんたなんか嫌いよ」と言われたら、どうも失礼しましたと1回で引けばトラブルはほぼありません。

深田　そうですよね。

倉田　「好きです」と言われると嬉しいものですしね。

深田　「好き」と言うまでに何度か食事とかして、もうこれはお互いに好意を持ち合っているというムードを確認する。何となくそういう様子見はしないんですか？

森永　石田純一さんはその努力をずっと積み上げていったことにより、モテモテになった。一度、直接、相談しに行ったことがあるんです。

倉田　面白い！　どんな相談？

森永　「僕、全然、女性にモテないんですが、どうやったら石田純一になれますか？」

深田　裸足で靴を履いて、セーターは肩から掛けるんですよ。

森永　だと思ってたんですけど、違うんです。

深田　違うんですか。

倉田　石田さんはなんて答えたの？

森永　石田純一さんは、「森永さん、大切なことは、しゃべるんじゃなくて女性の話を『そうだね、わかるよ』と、ずっと聞き続けることなんです」と教えてくれました。これが秘訣だと言っていました。

深田　私は女友達がいないと思ってたんですけど、きっと彼女たちの話を聞かないからだ。

倉田　それかな。

深田　「うん、そうだね」と聞けないんです。何か悩みの相談を聞くと、解決策を答えて「サッサとやればいいいじゃない」という。

倉田　あははは。萌絵ちゃんはあんまり共感で生きていないよね。でも女友達って共感しながら関係を深めていくのよ。「ああ、それそうだよね。私もこういうことがあってね、ああそうだよね」と、共感をしながら仲を深めていく。萌絵ちゃんは、あんまりそういう感じがないですよね。

森永　そういう意味では性格が男勝りみたいなタイプです。他人からそんなふうに言われませんか？

深田　そうですよね。中身がオジサンなんです、私。

森永　あははは。そこまでは言わないけれど。

深田　まず家事をしないでしょ。趣味は仕事でしょ。遊ばないでしょ。「暇な時間には何してるの？」と言ったら本読むか本書くかで、ずっと四十数年も来ちゃっているので、世間話をされたときに意味がよくわからないんです。

倉田　例えばこの間、私の女友達が離婚したんだけれど、「なんで離婚したの？」みたいな話を根掘り葉掘り聞きたくなるのよね。萌絵ちゃんはならないの？

深田　離婚したって聞いたら、ちゃんと手続きしたのか、と訊きます。財産や親権の手続きのこと。

森永・倉田　あはは。

深田　女友達が「病気で手術するから不安なんだ」と電話をしてきたときに、「そんな手術、失敗して死んだヤツは1人もいないし、その前に君はちゃんと保険の申請したのか？　その手術は保険が出るんだぞ。サッサと保険の営業マンに連絡しろ」と言ったら、「へえ知らなかった。すぐに調べてくる」とか言って電話を切ったんです。ふうやれやれ、と思っていたら、隣に社員がいて「深田さんそこは、『大丈夫？　きっと大丈夫だよ』と共感しなきゃいけない瞬間ですよ」と怒られた。そうだったんだと、思ったんです。何か問題があると早く解決しなきゃと、そればかりを考える。

倉田　人間関係においては、問題はね、解決するばっかりじゃないんだよね。

深田　だからよく女友達からは「やっぱりお前みたいなヤツは嫌い」と言われます（笑）。

倉田　そうなの？　嫌われるようなところもないのにね。

深田　でもね、みんな本当に困った事態になり、本当に解決しなければいけない問題に直面したら、また電話してきてくれます。だいたい面倒くさい話です。法律がらみとか税金のこと。

倉田　あははは。

森永　いいんじゃないですか、生き方として。いろいろなタイプの人がいるから社会は楽しいんだから。

倉田　私、萌絵ちゃん好きだよ。悪意ないし。

森永　さっぱりしてるからいいね

落ち込みを回避するための秘密の方法

深田 今回お二人と話して驚いたのは、うつに全くならないという話。すごいですね。

倉田 ほぼほぼ、なったことがないと思うな。

深田 落ち込むとかないんですか。

森永 ないです。

深田 （倉田に）あります？

倉田 ショックはあったよね。でもうつになるというのは、どういう状態なんだろう？

森永 せっかく本を買っていただいたので、3秒で立ち直れる方法という究極の技を最後にお伝えしたいと思います。

深田 お願いします。

森永 （大声で気合を入れて）1、2、はい、立ち直った。これでいけます。誰も納得していないですが。

深田　精神論ですね。わかりました。ありがとうございます。ということで皆さん今度から気分が落ち込んだとき、そしてうつになりそうなときは1、2、3、はい、立ち直ったで終わりにしましょう。

倉田　どうやってリアクションしていいのか（笑）。

深田　結局、自分の心のなかで起こったことは、自分の心でしか解決できない。立ち直ろうと決意する以外ないんですよね。きっと、ガンになってもそれを淡々と事実として受け止めて「最後の時間を全力で生きよう」と決意した森永先生や「最後まで、好きなものを食べていつも通りに生きよう」とご自宅で楽しく過ごす決意をされたくらたまさんのご主人のような割り切りが人生には必要だということですね。

「ガン闘病のリアル」はこれで最後ですが、始める前は、もっと暗くて悲しい話ばかりになるのかと覚悟していました。でも蓋を開けてみると、涙あり笑いあり、人生を整理して好きな人たちと好きなことに時間を注ぐという、ある意味、人間らしさを取り戻せる瞬間でもあると学びました。

そして一番大事なのは、やっぱり笑うことだと。大事な学びを森永先生、くらたまさん、ありがとうございました。

あとがき

これは、生きている人のための本

漫画家・倉田真由美（くらたま）さんのご主人、叶井俊太郎氏の訃報が流れた。56歳、あまりにも早すぎる最後で、私は彼女にかける言葉が思いつかずに頭を悩ませた。

くらたまさんの名作漫画『だめんず・うぉ〜か〜』を読み、仕事でお会いしてますます彼女のファンになったのだが、その後彼女は叶井氏とご結婚をされた。彼女の結婚は、究極のダメ男との結婚と面白おかしく報道されたが、彼女は心の幸せを掴んだのだ。ダメ男が好きでも幸せになってしまったので、彼女自身がだめんず・うぉ〜か〜を卒業した。

叶井氏の訃報を見て、何年も連絡をしていなかった自分が中途半端なメッセージを送るのも気が引けたし、彼女が落ち着く日を待っていた。

そんななか、「俺が死んだら、くらたまに仕事を宜しく」という叶井氏の言葉がニュースで流れてきた。そのときに自分のなかで、「彼女に出演依頼を掛けよう」と閃いた。倉田真由美さんは単なるダメ男漫画家ではない。非常に政治への関心が高く、本質を突くツイートをされ、度々ニュースに取り上げられていた。彼女こそ、政治の世界でも普通の人のためのオピニオンリーダーになる人ではないだろうかと感じていた。

そこで、彼女にお悔やみの言葉と共に出演依頼を掛けたのだが「収録中に泣いてしまうかもしれないから」と当初はお断りをされた。3カ月ほどが過ぎて、そろそろ立ち直ったかと連絡をしたものの再度やんわりとしたお断りの言葉を頂いた。諦めていたところ、うちの番組のゲストである森永卓郎先生の著書に、ガン闘病の話で最も信頼できたのはくらたまさんだったと記されていた。

森永先生は、私の夢を二つ叶えてくれた。一つは、うちの番組の第一回ゲストになること、もう一つは共著「身分社会」(かや書房)を出版することだ。余命宣告を受け、死を目前に貴重な時間を頂いた御礼をしたいと思っていたが、仕事に絡めて森永先生の好きな人を呼ぶのがいいと閃いたのだ。

厚かましいが、もう一度くらたまさんに「森永卓郎先生とガン闘病の話について語ってもらえないですか」と依頼を掛けたのだ。彼女は、「森永さんに会いたい」と言って、スタジオに姿を現してくれたのだ。第一回目の収録では、森永先生の元気そうな姿に彼女は笑顔を見せてくれ、そして、カメラが回っている最中でもご主人を思い出しては涙した。この収録は進行役である自分も涙がにじんだ。収録後にくらたまさんの後ろ姿を見送り、「これで終わりにしてはいけない。もっと彼女を笑顔にしたい」と書籍の企画を作った。自分自身はガンの経験はないので、森永先生とくらたまさんお二人の共著として出版企画を提案したが、かや書房の岩尾社長のご好意で私も参加させていただくこととなった。書籍出版となると、番組もシリーズ化して、定期的にくらたまさんと森永先生は会うことになった。

回を重ねると、くらたまさんの表情は第一回目とは見違えるようになった。その瞳から涙は消え、笑顔が輝くようになった。同じ病と診断された森永先生が元気になる姿を見て、彼女の心に光が射し込んだのだ。三回目の収録で、森永先生が「寓話の挿絵を描いてくれる人がいなくなって困った」と仰ったので、すかさず「くらたまさんがいいと思います。くらたまさんどうですか?」と聞いてみた。

叶井氏は妻に財産を残すことはなかったが、「くらたまに仕事をよろしく」という美しくも最強の遺産を残した。恐らく、彼は自分を思って睫毛を濡らす最愛の妻の姿を予見していたのだろう。彼女に、働いて、前を向いてほしいという意味が込められていると受け止めた。ご主人とはお会いしたこともない自分がその思いを受け継ぎ、そして、森永卓郎さんへと紡がれていった。この本が出るころ、彼女は森永さんの夢だった寓話の挿絵を仕上げるのに一生懸命だろう。

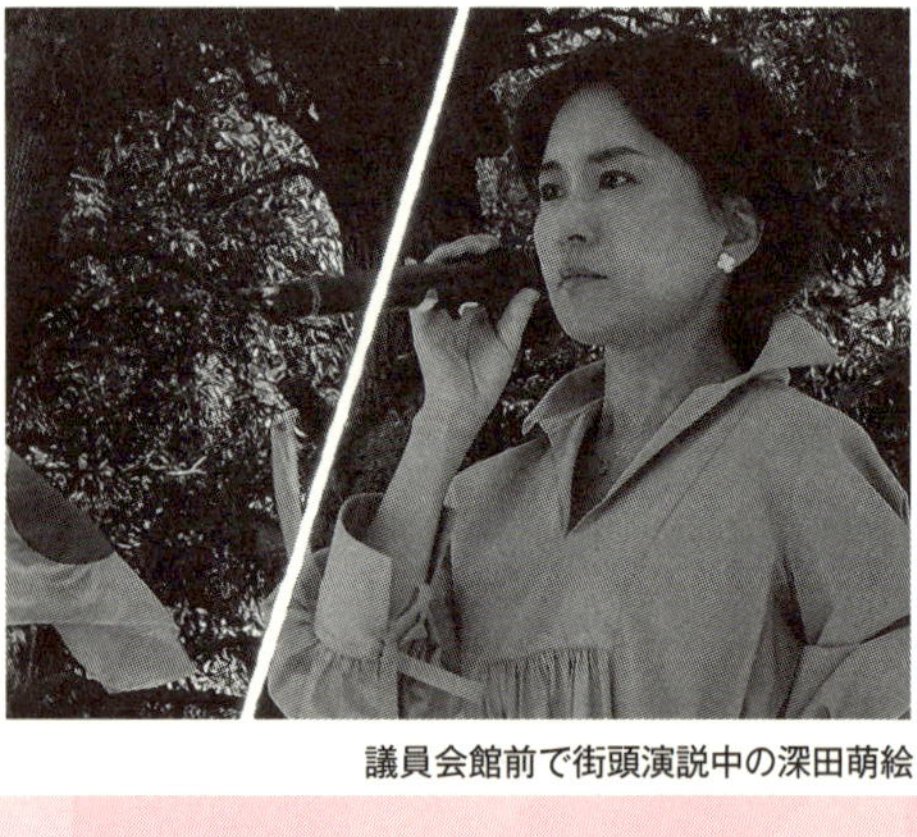

議員会館前で街頭演説中の深田萌絵

本書の執筆が終わるころ、私が突然死んだ場合家族に相続税が掛かるのか、税理士に相談した。母が先に死んだ場合、後に死んだ場合、妹が先に死んだ場合など、複数のシミュレーションを掛けた。うちはお金持ちではないが、相続は「うちは貧乏だから大丈夫」と思い込んでいる「普通の家庭」が一番危ない。もちろん、税理士からは、「ガンにでもかかったんですか」と驚かれた（笑）。

家族に何かを残したいなら、余命宣告されてからでは遅い。一人暮らしの自分に突然何かがあれば、葬式の準備も整わないうちに銀行口座は凍結され、無事葬式が済んでも生命保険の受け取りもできないままに葬式代の請求が家族に降りかかる。口座は十年放置すると貯金は国に召し上げられてしまうが、税金を払った上に雀の涙の預金まで政府に渡したくはない。全ての銀行口座や保険受け取りの連絡先、共済の解約手続きについてのメモを作っている。生きているうちに準備をしないと、税務や法務に疎《うと》い普通のサラリーマン経験しかない残された人たちが惑うことになるのだ。

そして、家族に会いに行った。

後期高齢者に差し掛かった両親には、管理が難しいモノを整理するように、会社員の妹には私が死んだ後の手続きについて話をした。それだけではない。延命治療をするか否か、葬式はどうするか、誰がどこの墓に入るかなんて、辛気臭いはずの話を女同士でシャンパン片手にワイワイと語り合った。

こんな時間を過ごせたのは、くらたまさん、叶井さん、森永先生のおかげだろう。

でも、究極は父のおかげかもしれない。

私が二十歳の頃に両親は離婚した。周囲からは、「酷いお父さんだったね」、「変な男だった」と言われたけれど、自分にとっては、投資とドラクエを教えてくれた最高に楽しい父だった。十数年前、憧れのくらたまさんが、「萌絵ちゃんのお父さん面白いから話を聞かせて欲しい！」と取材に来てくれて彼女と仲良くなれた。それは父のおかげだ。「お父さん、すごい面白いね。なかなかいないタイプ」と父を褒められて、「私もそう思う！」と嬉しく思った。いまでも、『だめんず・うぉ～か～』史上、三回も出演しただめんずはうちの父くらいだったことを誇りに思っている。父がくらたまさんをつないでくれた。

だめんずは家族に財産は残さないかもしれないが、『愛』を残す。きっと愛とは、この世に完璧な人間はいないという事実を受け入れることの学びなのだろう。そして、本書を手にした人に望むこと。それは、いつでも前向きな森永先生やくらたまさんの姿勢を参考にしていただきたいということ。

『生きる』

それは、その意味を求めて歩み続けることなのかもしれない。

そして、その意味は、与えられるものではなく、自分で掴むものなのだろう。

――生命には終わりがある。

もしかしたら、それが人生最良のことなのかもしれない。
『死』の存在が、『生』を際立たせる。

時折、「どうして、何の得にもならないことに一生懸命なの？」と聞かれる。「万が一、生まれ変わった時に、良い日本で暮らしたいから」と答えると必ず笑われる。やっぱり変わった人だなあと思われているだろう。

私は死ぬことを心配したことはない。いつも、自分が死んだ後のことを心配している。それは、天の計らいで再びこの地に舞い戻ったときに、また絶望してしまうのではないかということだ。幼い頃、周囲の子どもたちの人間性に落胆していた。幼稚園でも学校でも無意味な苛めが横行していたためだ。私たちは弱い者を苛めてはいけないとあれだけ徳を説かれてきたのに、人類は何も学ばなかったのかという絶望感に苛まれてきた。大人になったところに、他の子どもたちが全く持っていなかった『徳を失った人類に失望する感覚』が一体どこから来たのだろうと不思議に思うようになった。

――一度限りの人生。

この言葉が頻繁に使われるようになったのはここ数十年のことだが、本当に、この『生』

は一度限りなのだろうか。「一度限りの人生だから」という宣伝は、無意識に不徳に走る人を増やしていないだろうか。仮に、「百年後にまた戻ってくる」という意識を持つと、私たちの行動は変わるのではないか。人類は工場建設や開発で有毒物質を排出し環境を汚染しているが、汚染する側は「自分たちは金持ちだから水も空気も買える」と平気な顔をしている一方で、環境汚染の犠牲になる人々がいる。ところが、百年後に自分が貧民としてその地に戻ってきて、毒に侵された水を飲む立場になるかもしれないとなれば、行動は変わるのではないか。

輪廻転生が「存在する」ということを誰も証明できない。そこにあるのは、現代科学では立証不可能な言い伝えが幾つか残っているだけだ。私が心配していることは、万が一、その言い伝えが本当で、また、この地に舞い戻ったときに自分が絶望するのではないかということ。幼少期のような戸惑いを抱きたくはない。

私たちは死ぬときにそれまで築いた財産や培った経験や知識を何一つあの世には持っていけない。形あるものを何も持っていけないならば、せめて形のない何かを残していきたい。そして、その結果をいつか受け取れればと。

私たちは物語のエンディングに華を飾るために平凡な日々を一生懸命に過ごす。

『親ガチャ』という粗雑な言葉が流行しているが、誰しも生まれてくる瞬間は神様がサイコロを振るかのように無作為だ。ランダムに与えられた生に、意味があるのか否か。どのような彩りをそろえるかは、全て自分次第だ。

私は意味のない人間に生まれてきたかもしれない。

その恐怖が、いつでも自分の生に意味をもたらしたいという欲求となり変わって自分を突き上げてくる。生きるという苦しみが、何も意味がないなんてそんなことは受け入れることができない。生きるということは死ぬことなのか。最後の瞬間が訪れるときまで意味が与えられるのか。

人生最後の日、最後の瞬間に『悔い』を残さないために、そのときまで。

自分の思いをこの世に刻み、

世界の悲しみをやわらげ、

与えられた愛を地球上の全ての人にお返しできますように。

皆様への感謝と共に

深田萌絵

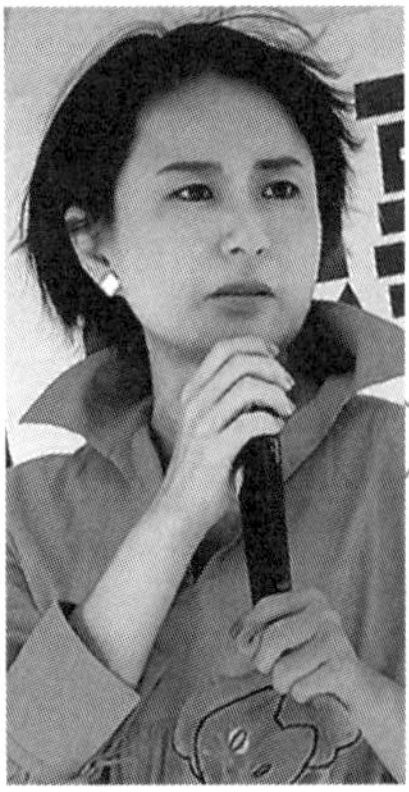

深田萌絵

×

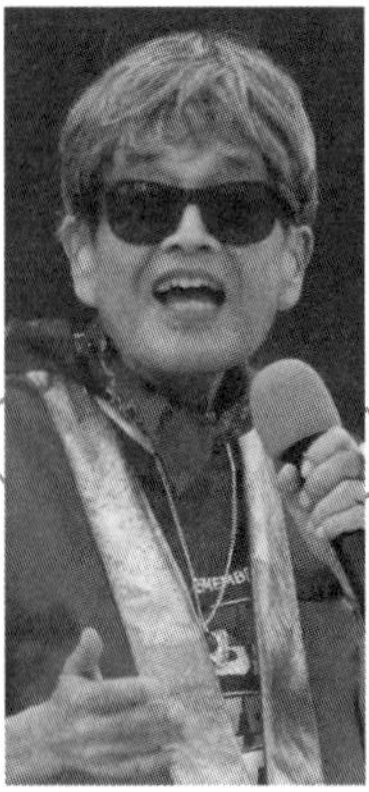

森永卓郎

×

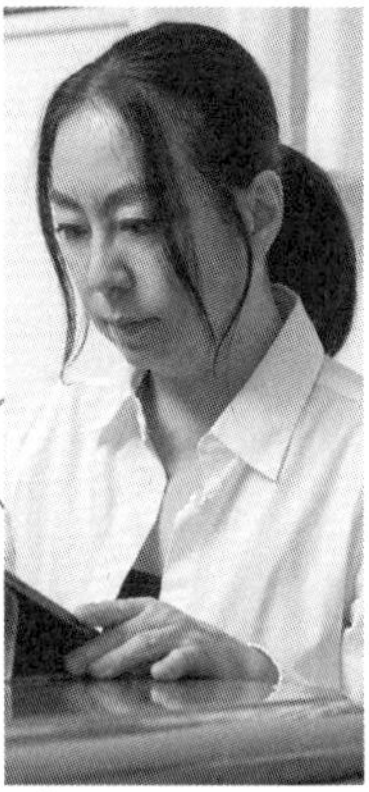

倉田真由美

本書はYouTubeサイト「政経プラットフォーム」で
行われた鼎談に、大幅に加筆したものです。

四コマ漫画●田辺ヒカリ
取材アシスタント●岩尾玲子

政経
プラットフォーム

生きる

2025年1月2日　第1刷発行

著　者　森永卓郎×倉田真由美×深田萌絵

発行人　岩尾悟志

発行所　株式会社かや書房

〒162-0805

東京都新宿区矢来町113　神楽坂升本ビル3Ｆ

電話　03-5225-3732（営業部）

印刷・製本　中央精版印刷株式会社

定価はカバーに表示してあります。
Printed in Japan
IISBN978-4-910364-61-2　C0095